TÉCNICAS DE HIDROCINESIA

Este código QR te va a remitir a www.aranformacion.es, nuestra página web, donde podrás encontrar contenidos relacionados con la Formación Profesional de Grado Medio y Superior. También cuenta con diversas áreas de interés y posibles alternativas a los vídeos que aparecen en los códigos QR de este manual.

ARÁN

TÉCNICAS DE HIDROCINESIA

Coordinador
Francisco José Cuadrado Ortega

ARÁN ediciones s.l.

Castelló, 128, 1° - 28006 Madrid
Tel. 917820030
e-mail: libros@grupoaran.com
http://www.grupoaran.com

ISBN: 978-84-18547-49-2
Depósito Legal: M-7096-2021

Impreso en España
Printed in Spain

Prólogo

El Real Decreto 651/2017, de 23 de junio, fija los aspectos básicos del currículo del título de Técnico Superior en Acondicionamiento Físico. En este manual se desarrolla el módulo perteneciente a las *Técnicas de hidrocinesia.*

Con los contenidos que encontramos en este módulo, profundizaremos en las técnicas de hidrocinesia, los componentes de estos programas, evaluación, valoración, adaptaciones, errores y contraindicaciones, así como el condicionamiento de la intensidad en todas ellas.

Aprenderemos a organizar las actividades de este tipo, partiendo del conocimiento de la instalación y del reparto de esta, de las normas asociadas a la construcción, los materiales auxiliares empleados para estas actividades y, como es primordial, el papel que desempeña el equipo de profesionales que lo componen y la comunicación existente entre todos ellos.

El bloque perteneciente a la programación de este tipo de actividades, gestión de recursos, organización, planificación, evaluación y modificación de variables, las cuales influyen en su adaptabilidad y versatilidad, cobra especial interés para los alumnos, permitiéndoles adquirir herramientas para el diseño, estructuración, representación, planteamiento y diversificación de las sesiones y de las tareas propuestas.

También estudiaremos los aspectos psicológicos, motivadores y sociales que afectan a los participantes dentro de los programas de hidrocinesia según las lesiones o necesidades del perfil.

Igual de importante resulta saber utilizar las técnicas de instrucción, progresiones y códigos comunicativos correctos, para crear un clima que beneficie al usuario y le ayude a habituarse a la actividad e incluirla en su rutina.

Para finalizar esta serie de módulos, me gustaría agradecer su trabajo a todos mis compañeros autores, quienes han compartido junto a mí esta bonita experiencia. Espero que sirva de guía para que muchos alumnos conozcan y elijan este camino, el del deporte.

Francisco José Cuadrado Ortega

Autor

Coordinador

Francisco José Cuadrado Ortega

Licenciado en Ciencias de la Actividad Física y del Deporte por la Universidad de Granada. Máster en Formación del Profesorado, especialidad en Educación Física por la Universidad de Granada. Experto en *coaching* deportivo y en nutrición aplicada al deporte, Universidad Camilo José Cela. Entrenador nacional de musculación y *fitness.* Entrenador personal. Monitor nacional de pádel (FEP) y de natación (FEN). Entrenador nacional de voleibol (nivel 3) (RFEVB) y de fútbol (nivel 1) (RFEF).

Actualmente es subdirector del Centro Deportivo Forus (Jaén). Jefe de estudios del Área Deportiva en el Centro de Formación IFP Rescate (Jaén). Coordinador de los ciclos de grado medio y superiores TECO, TSEAS y TAF.

Agradecimientos

Gracias a mis padres, a mi pareja (María Gracia), a Javi y a mi entorno, por apoyarme y confiar siempre en mí. Esto ha requerido compromiso, dedicación y cariño, pero siempre estáis ahí, os quiero por entenderme y apoyarme. Leer te hace mejor persona, así que no lo dudéis y poneos a ello.

Índice

Capítulo 1

Análisis de los movimientos de hidrocinesia 13
1. Programas de hidrocinesia: vinculación con las aplicaciones terapéuticas... 14
2. Fundamentos de hidrocinesia: campo de aplicación y contraindicaciones ... 17
3. Técnica de los movimientos característicos de la hidrocinesia. Aspectos clave 23
4. Movimientos activos y pasivos 26
5. Fatiga en las actividades y ejercicios de la hidrocinesia........ 28
6. Condiciones de seguridad........ 30
7. Colectivos diana 31
8. Fundamentos de psicología y de sociología en hidrocinesia........ 37
9. Cuidado corporal a través del agua: termalismo, medio acuático y necesidad humana de movimiento 38
10. Técnicas y aplicaciones complementarias en los protocolos de hidrocinesia 39

Capítulo 2

Supervisión y preparación de instalaciones y recursos en hidrocinesia 55
1. Espacio acuático para las actividades de hidrocinesia 56
2. Fichas para el registro de incidencias en las instalaciones y equipamientos... 58
3. Recursos y materiales específicos y de apoyo complementario 60
4. Conservación y mantenimiento 63
5. Responsabilidades del Técnico........ 65
6. Seguridad y prevención de riesgos en las instalaciones acuáticas 67
7. Legislación básica sobre seguridad y prevención de riesgos en instalaciones acuáticas 69

Capítulo 3

Elaboración de protocolos de hidrocinesia 75
1. Diseño de protocolos de hidrocinesia 76
2. Determinación de objetivos 77
3. Adecuación de protocolos según perfil 81
4. Valoración funcional 83
5. Ejercicios en el medio acuático para la mejora de la propiocepción, tonificación muscular, flexibilidad y resistencia cardiovascular 86
6. Distribución de los ejercicios 90
7. Ayudas técnicas para déficits de funcionalidad 92
8. Técnicas manipulativas 94
9. Estrategias de motivación hacia la ejecución. Refuerzo de la percepción de logro 95
10. Técnicas de comunicación. Lenguaje gestual 97
11. Nomenclatura específica 98

Capítulo 4

Dirección y dinamización de actividades de hidrocinesia 105
1. Técnicas de comunicación en la dirección y dinamización de actividades de hidrocinesia 106
2. Espacios y materiales 111
3. Técnicas de dirección de actividades 113
4. Diversificación de actividades y adaptación por niveles dentro del grupo 115
5. Localización de errores posturales y de ejecución 117
6. Adaptación de los factores de la prescripción en hidrocinesia a partir del protocolo de referencia 118
7. Ejercicios, variantes y técnicas manipulativas en las actividades de hidrocinesia 119
8. Adaptación de las técnicas específicas de hidrocinesiterapia 121

Capítulo 5

Evaluación y seguimiento en hidrocinesia 133
1. Procedimientos y pautas de aplicación de instrumentos de evaluación en hidrocinesia 134
2. Parámetros e indicadores en la evaluación de la programación de la sesión 138
3. Parámetros e indicadores de la ejecución 143
4. Parámetros e indicadores del nivel de seguridad 144
5. Valoración del resultado y del proceso 146
6. Registro, tratamiento estadístico e interpretación de datos 147
7. Memorias de evaluación 149

Soluciones "Evalúate tú mismo" 157

Contenido

Capítulo 1
Análisis de los movimientos de hidrocinesia

Capítulo 2
Supervisión y preparación de instalaciones y recursos en hidrocinesia

Capítulo 3
Elaboración de protocolos de hidrocinesia

Capítulo 4
Dirección y dinamización de actividades de hidrocinesia

Capítulo 5
Evaluación y seguimiento en hidrocinesia

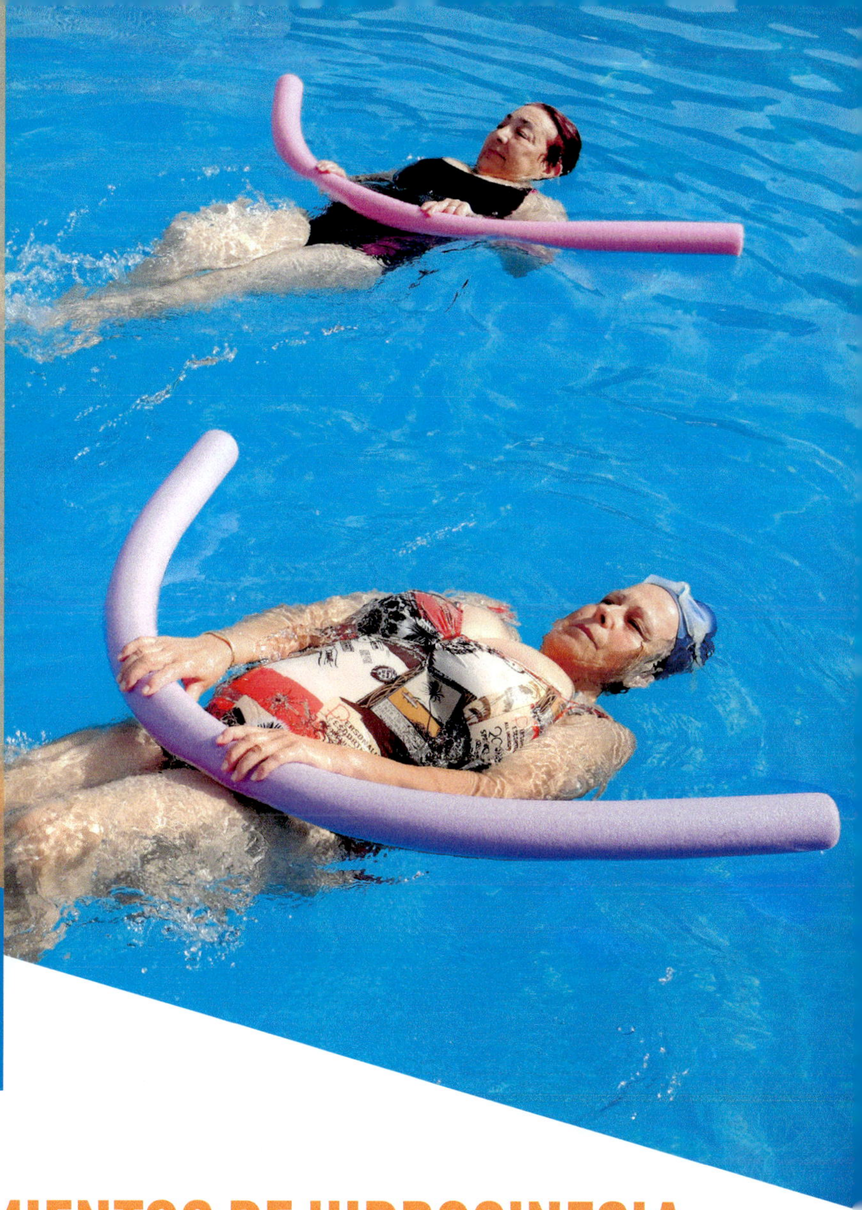

CAPÍTULO 1

ANÁLISIS DE LOS MOVIMIENTOS DE HIDROCINESIA

Francisco José Cuadrado Ortega

Sumario

1. Programas de hidrocinesia: vinculación con las aplicaciones terapéuticas
2. Fundamentos de hidrocinesia: campo de aplicación y contraindicaciones
3. Técnica de los movimientos característicos de la hidrocinesia. Aspectos clave
4. Movimientos activos y pasivos
5. Fatiga en las actividades y ejercicios de la hidrocinesia
6. Condiciones de seguridad
7. Colectivos diana
8. Fundamentos de psicología y de sociología en hidrocinesia
9. Cuidado corporal a través del agua: termalismo, medio acuático y necesidad humana de movimiento
10. Técnicas y aplicaciones complementarias en los protocolos de hidrocinesia

- Resumen, glosario, abreviaturas y siglas, ejercicios y test de evaluación

Iniciamos este módulo conociendo los fundamentos en los que se apoya la **hidrocinesia,** así como sus programas de trabajo. El empleo de la temperatura del agua, su presión, los movimientos y el control de estos serán parte fundamental del programa. Conoceremos los **colectivos diana** en estas actividades, sus adaptaciones y necesidades: cómo afecta a nivel psicológico y sociológico a los grupos de participantes en la actividad. Por último, las **técnicas complementarias** reflejadas en los tipos de baños, duchas, chorros, envolturas, etc. Un compendio de técnicas que permitirán ofrecer un completo programa ajustable a cualquier persona.

1. PROGRAMAS DE HIDROCINESIA: VINCULACIÓN CON LAS APLICACIONES TERAPÉUTICAS

Es necesario conocer el alcance y la importancia de esta técnica acuática, y las implicaciones que supone con respecto a los profesionales de la salud y el deporte. Cada vez son más los usuarios afectados por desviaciones de espalda u otras lesiones. Esta situación ha favorecido la creación de grupos de trabajo de **natación terapéutica,** gestionados por Técnicos acuáticos, quienes no podían abordar con conocimiento facultativo la realidad del usuario, por lo que se establecieron una serie de jerarquías y programas para aplicar a este grupo de personas.

Este tipo de programa de natación terapéutica (Figura 1) ni es natación ni es terapéutica. El planteamiento de esta modalidad es la de ofrecer unas actividades acuáticas higiénico-educativas, que incluyen una mayor variedad de recursos y nos ofrecen mejores posibilidades de ejecución, siendo un complemento a los tratamientos farmacológicos, ortopédicos, rehabilitadores, etc. Podemos encontrar diversos programas de hidrocinesia.

- **Programas de recuperación:**
  - Natación terapéutica.
  - Aquasalud.
  - Gimnasia correctiva.
  - Actividades acuáticas adaptadas para discapacidades.
- **Programas de prevención:**
  - Gimnasia de mantenimiento.
  - *Aquafit.*
  - *Aquagym.*
  - Programas de condición física.
- **Programas familiares:**
  - Matronatación.
  - Actividades acuáticas para bebés.

El programa de hidrocinesia tiene como fin ser una herramienta de utilidad en manos de profesionales del campo de las actividades acuáticas y de la fisioterapia.

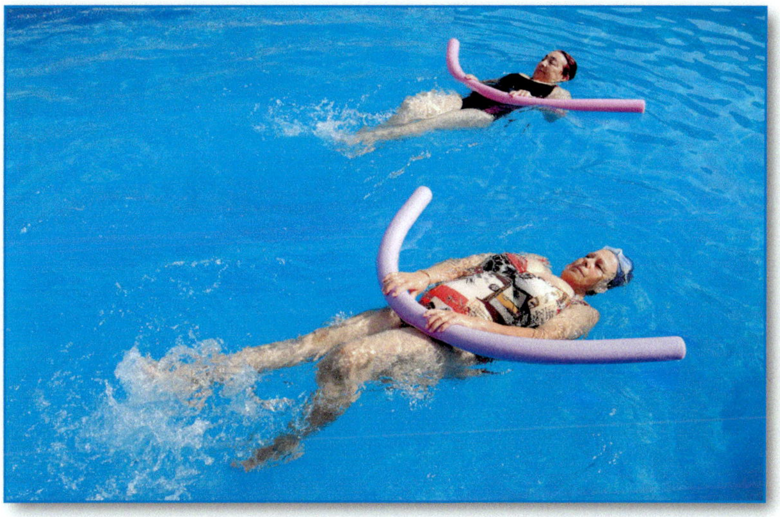

Figura 1. *Natación terapéutica.*

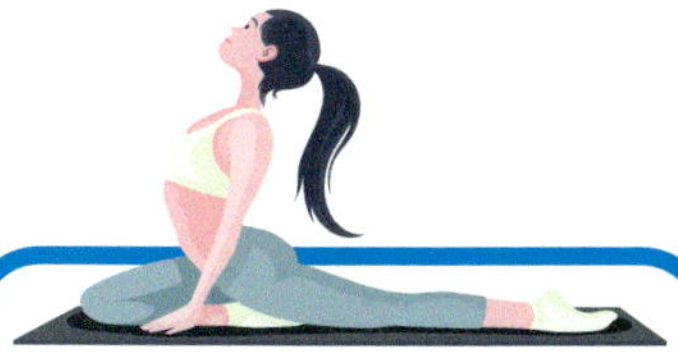

La natación terapéutica ofrece unas actividades acuáticas higiénico-educativas que complementan los tratamientos farmacológicos, ortopédicos o rehabilitadores.

Los contenidos, metodología y filosofía están preparados para servir como guía interpretable, analizada y con decisión de actuación de aquellas personas que lo utilicen (Tabla 1). Los profesionales serán quienes decidirán qué línea es conveniente seguir ante las diversas situaciones planteadas.

Quien lleve a cabo el programa, que será el monitor, recogerá los diagnósticos médicos, realizando una interpretación de estos y adaptándolos a las posibilidades del individuo que va a realizar las sesiones de trabajo (a través de adaptaciones y coordinándose a nivel médico y deportivo).

Este programa se sustenta en el **principio de Arquímedes** (Figura 2), por el cual todo cuerpo sumergido en un fluido experimenta un empuje hacia arriba igual al peso del fluido que desaloja. Por ello, todo cuerpo sumergido ejerce una presión sobre la superficie acuática, que es igual

Estructura del programa de hidrocinesia — TABLA 1

Servicio médico-deportivo	Servicio técnico
1. Diagnóstico 2. Prescripción del programa 3. Coordinación con el especialista 4. Aptitud médico-deportiva	Exposición del programa Supervisión Control, seguimiento y evaluación
Fisioterapeuta Ejecuta el programa kinesiterapéutico	Monitores Ejecuta el programa físico o acuático

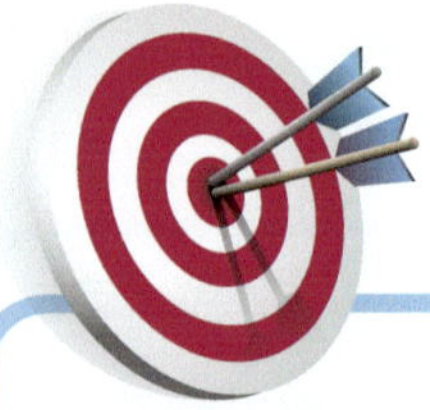

RECUERDA QUE

Principio de Arquímedes: "Un cuerpo total o parcialmente sumergido en un fluido en reposo experimenta un empuje vertical hacia arriba igual al peso del fluido desalojado".

al peso de la columna de líquido situada debajo de este cuerpo. Esta presión es directamente proporcional a la profundidad de inmersión del cuerpo y a la densidad del líquido. En consecuencia, en inmersión total, el peso aparente se sitúa alrededor del 3 % del peso real. Si la inmersión es parcial, los porcentajes varían en función de las partes del cuerpo que se sumergen o quedan fuera del fluido.

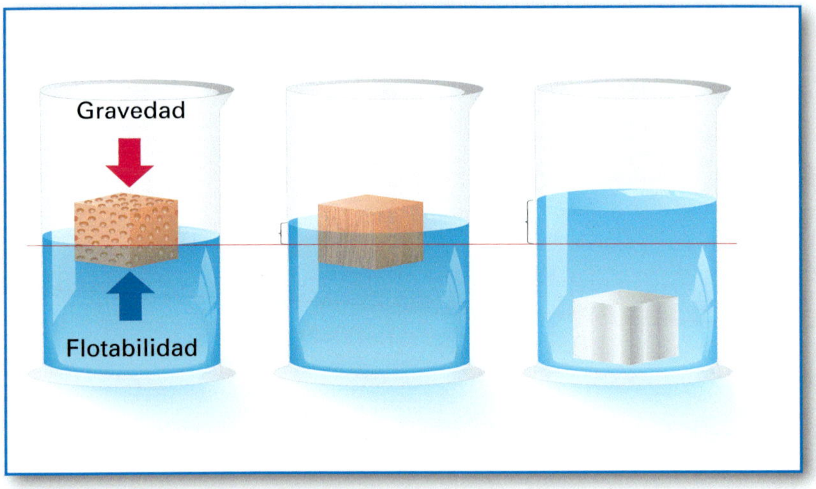

Figura 2. *Principio de Arquímedes.*

Otros estudios muestran que el peso aparente es aproximadamente la mitad del peso real en inmersión hasta la cadera; en inmersión torácica, a 1/3 parte de dicho peso; y en máxima sumersión, el peso es 1/10 parte del peso real. Todo esto es trascendental, puesto que la acción de baja gravedad en el agua nos va a proporcionar, junto a ejercicios de fuerza isométrica, isotónica o auxotónica, un abanico de recursos infinitos.

Este tipo de programas se dirigen a la **compensación de las desviaciones de la columna vertebral** y a la **compensación de enfermedades y lesiones** que pueden aparecer en el transcurso de los años. Para ello utilizan desplazamientos acuáticos descritos dentro de la natación educativa. Según la orientación del programa, este dará respuesta a niños y adolescentes con alteraciones de columna, como escoliosis, hiperlordosis e hipercifosis, o frente a degeneraciones propias de diversas enfermedades que aparecen en el trascurso de la vida, ya en etapa adulta.

Se deberá realizar un **examen kinesiológico** (Figura 3), previo a la terapia por el movimiento. Su objetivo será conocer al individuo psíquica, morfológica y funcionalmente. Esto se realizará para ajustar el programa de manera racional. En este se obtiene información del proceso a seguir y se profundiza y finaliza el cuadro patológico del individuo, mediante información adicional de los familiares.

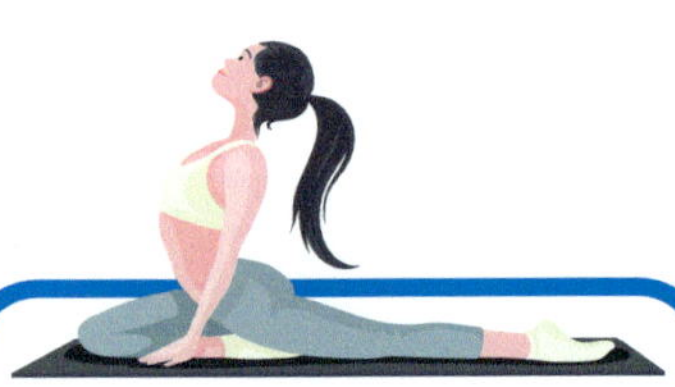

Debemos realizar un examen kinesiológico previo a la terapia, cuyo objetivo es conocer al individuo psíquica, morfológica y funcionalmente.

La evolución o respuesta frente al trabajo realizado debe precisar los criterios aplicados en la ficha, proporcionando modificaciones constantes, si son necesarias, de los contenidos y técnicas empleadas. Los controles deben efectuarse según las sesiones por semana, el paciente, su problema, la coordinación médica, etc.

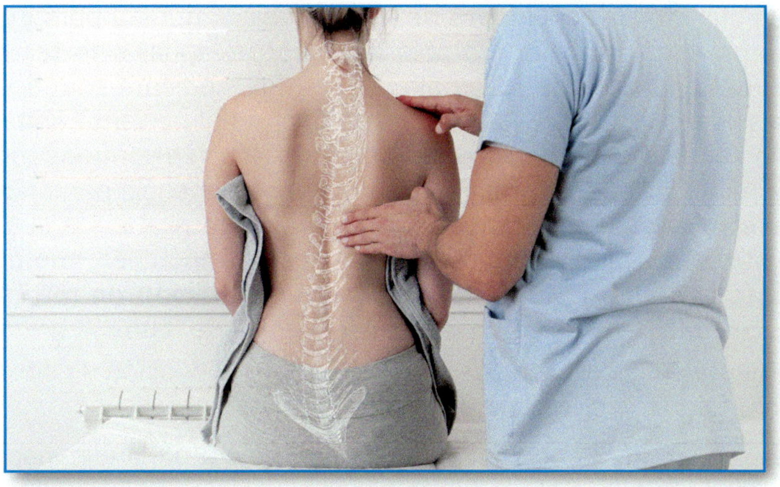

Figura 3. *Examen kinesiológico.*

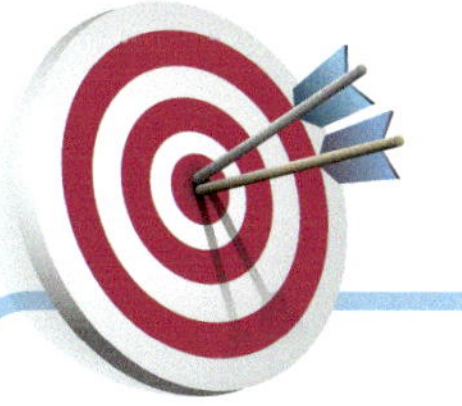

RECUERDA QUE

La hidrocinesia es una disciplina deportiva que mejora el bienestar general y localizado en forma de lesiones o dolores mediante movimientos corporales.

2. FUNDAMENTOS DE HIDROCINESIA: CAMPO DE APLICACIÓN Y CONTRAINDICACIONES

La hidrocinesia ofrece una gran versatilidad de utilización: puede usarse en numerosas patologías y en diversos campos, como la traumatología, ortopedia, reumatología, neurología, cardiología y neumología. Las indicaciones más frecuentes se describen en la Tabla 2.

TABLA 2

Indicaciones para la utilización de técnicas de hidrocinesia

Aparato locomotor	- Enfermedad articular degenerativa, mejoras y reducción de dolores - Contracturas musculares y miopatías - Artropatías, artritis, distrofias, etc. - Epicondilitis, bursitis, tenosinovitis y tenopatías - Recuperación posfractura, secuelas de traumatismo, tras cirugía - Desviación de columna - Fibromialgia reumática
Neurología	- Hemiplejía - poliomelitis - Mononeuritis o polineuritis - Lesiones medulares - Lesiones del SNC: esclerosis múltiple, parálisis, Parkinson
Cardiología y neumología	- Recuperación posinfarto - Insuficiencia venosa - Asma - Bronquitis crónica
Otras	- Preparación al parto, física-deportiva - Procesos psiquiátricos o trastornos psicofuncionales - Estrés y trastornos de civilización

Los efectos de las actividades de hidrocinesia (Figura 4) permiten que el cuerpo adquiera calor, no solo a través del agua, sino también a través de todos los músculos que se activan mediante contracciones y relajaciones al realizar los ejercicios. Cuando el paciente entra en el agua en un primer momento, los vasos cutáneos se contraen momentáneamente y tiene lugar un aumento de la resistencia periférica y de la presión sanguínea. Después, las arteriolas se dilatan, lo cual hace disminuir la resistencia periférica y la presión sanguínea, **mejorando el gasto cardiaco y aumentando así la circulación de retorno.** Se producen una serie de efectos a consecuencia de esto:

- Aumento de la demanda de oxígeno y de la producción de dióxido de carbono. Esto se traduce en un aumento del metabolismo.
- Disminución de la presión sanguínea y mejora de la eliminación de los productos de desecho metabólicos.

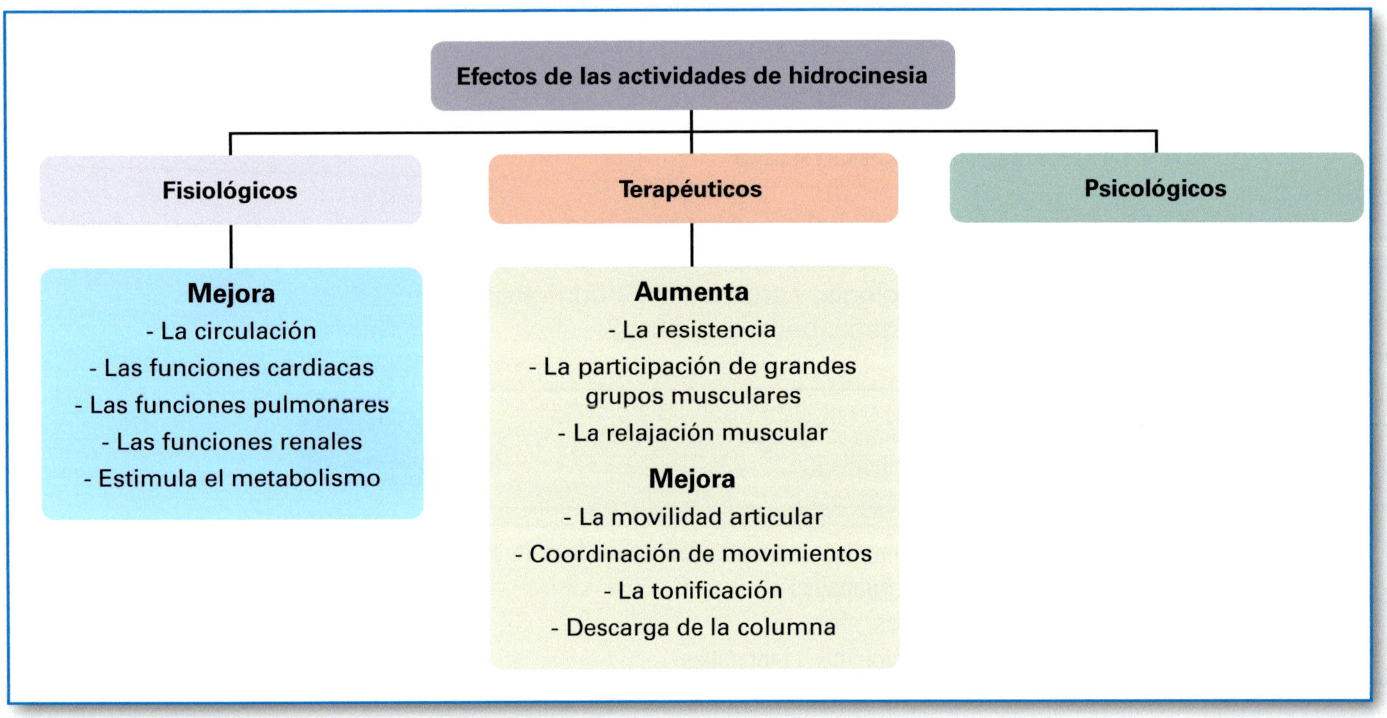

Figura 4. *Efectos de las actividades de hidrocinesia.*

Algunos de los efectos de las actividades de hidrocinesia sobre las capacidades son aquellos referidos al sistema musculoesquelético: el fortalecimiento de los músculos débiles, el desarrollo de la potencia o de la resistencia, de manera que el músculo no se fatigue, el aumento de la circulación sanguínea y de la oxigenación muscular, junto con la disminución de la sensibilidad, proporcionan un efecto analgésico importante que favorece la **relajación muscular.** Por otra parte, el calor aumenta la elasticidad a nivel de tejidos, lo que provoca una disminución de la carga o tensión a nivel articular y, genera un incremento de la **amplitud de los movimientos.** Otro de sus principales efectos es mejorar la percepción del esquema corporal, la coordinación motriz y el equilibrio.

La presión hidrostática aumenta con la profundidad; de ello resulta una disminución del peso corporal, una elevación del centro de gravedad y una facilitación del equilibrio estático y dinámico, lo cual hace que los esfuerzos necesarios para realizar movimientos sean menores; esto es: la resistencia del agua **frena los movimientos que carecen de coordinación y facilita su control.** Estimular el circuito propioceptivo creando situaciones de desequilibrio posibilita más seguridad al paciente en la ejecución de movimientos, adquiriendo confianza y ánimo para llevar a cabo sus ejercicios y progresar en el tratamiento.

Existen algunas **contraindicaciones**, son pocas, pero las hay. Personas con heridas abiertas, incontinencias u otras circunstancias que pongan en peligro las condiciones higiénicas del agua y del resto de los usuarios deben seguir tratamiento en piscinas individuales.

No deberíamos aplicar esta terapia en enfermedades que pudieran contaminar el agua o que no permitan al paciente soportar el esfuerzo y los requerimientos del ejercicio en el agua. Algunos son:

- Procesos infecciosos o febriles agudos (Figura 5).
- Procesos inflamatorios en fase aguda.
- Trastornos cardiovasculares como insuficiencia cardiaca, hipertensión arterial, etc.
- Insuficiencias orgánicas graves, hepáticas, renales, etc.
- Mal estado general, enfermos terminales.
- Insuficiencia circulatoria venosa de miembros inferiores en estado muy avanzado.
- Procesos reumáticos agudos.
- Afecciones psiquiátricas que empeoren por este tratamiento.

La hidrocinesia consigue sus efectos a través de las propiedades físicas del agua y por principios derivados de la inmersión.

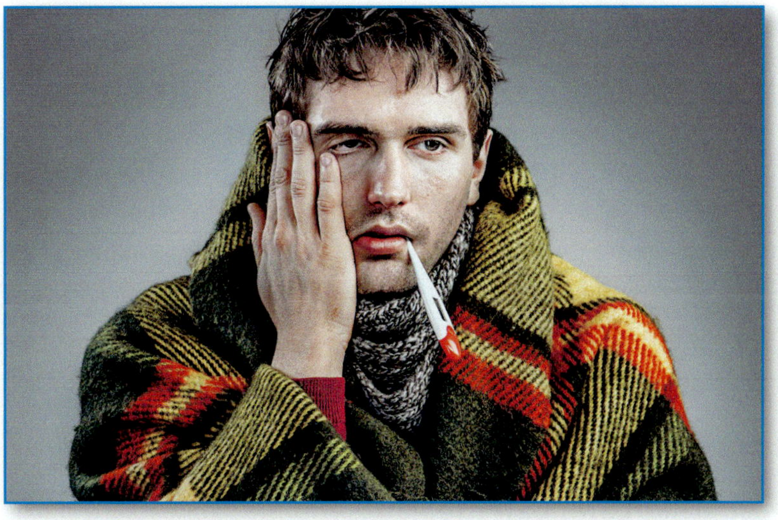

Figura 5. *Proceso febril.*

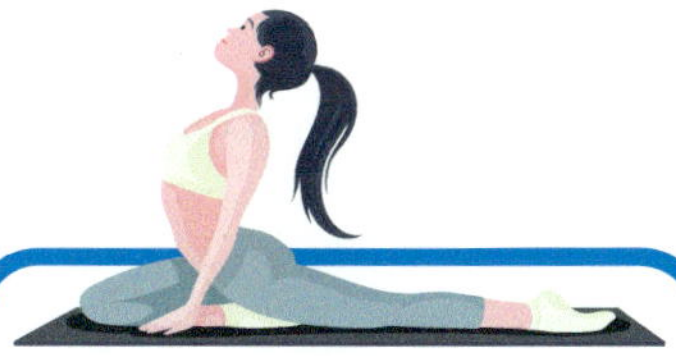

Personas con heridas abiertas, incontinencias u otras circunstancias que pongan en peligro las condiciones higiénicas del agua y del resto de los usuarios deben seguir tratamiento en piscinas individuales.

INFORMACIÓN IMPORTANTE

- **Principios mecánicos:**
  - **Factores hidrostáticos:**
    - Presión hidrostática.
    - Principio de Arquímedes.
    - Flotabilidad del cuerpo en el agua.
  - **Factores hidrodinámicos:**
    - Resistencia hidrodinámica.
    - Movimientos irregulares o turbulencias.
  - **Factores hidrocinéticos:**
    - Acciones percutoras.
    - Agitación del agua (hidromasaje) (Figura 6).
- **Principios térmicos:**
  - Capacidad calorífica.
  - Conductividad térmica.

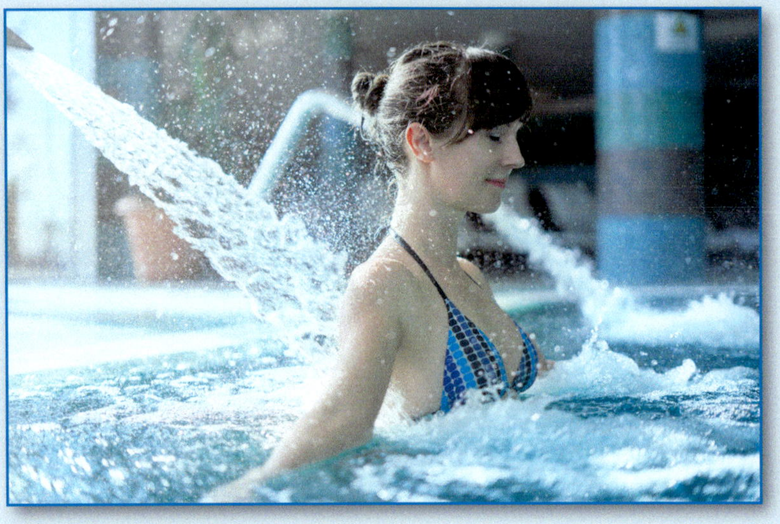

Figura 6. *Hidromasaje.*

2.1. La temperatura del agua como fuente de sensaciones de bienestar y grado de relajación

La temperatura es el efecto más utilizado, puede variar de 1 a 46 °C. Según esta, varían los efectos fisiológicos (Tabla 3).

2.2. Presión hidrostática, viscosidad y estímulo hidrocinético

La presión hidrostática (Ph) es la base del principio de Arquímedes. La presión ejercida por un líquido sobre un cuerpo sumergido es igual a

TABLA 3 Temperaturas y tipos de agua y efectos

Temperatura	Tipo de agua	Efecto
1-13 °C	Muy fría	Estimulantes y tónicas
13-18 °C	Fría	
18-30 °C	Tibia	Sedantes
30-35 °C	Indiferente	
35-36 °C	Templada	
36-40 °C	Caliente	Sedantes, relajantes y analgésicas
40-46 °C	Muy caliente	

la presión ejercida por una columna del mismo líquido, de altura igual a la distancia entre el nivel del punto considerado y la superficie del líquido. Es directamente proporcional a la densidad del líquido y a la profundidad de inmersión. Todos los puntos de un mismo plano horizontal están sometidos a la misma Ph, y esta aumenta con la profundidad. Gracias a ello, el cuerpo parece pesar menos dentro del agua.

La viscosidad (Figura 7) es la resistencia de los líquidos a fluir por la fricción interna de sus moléculas. Cuanto más viscoso sea un líquido, más resistencia opondrá a un movimiento en él. El agua posee una escasa viscosidad.

RECUERDA QUE

La viscosidad es una propiedad de los fluidos que caracteriza su resistencia a fluir, y es debida al rozamiento entre sus moléculas.

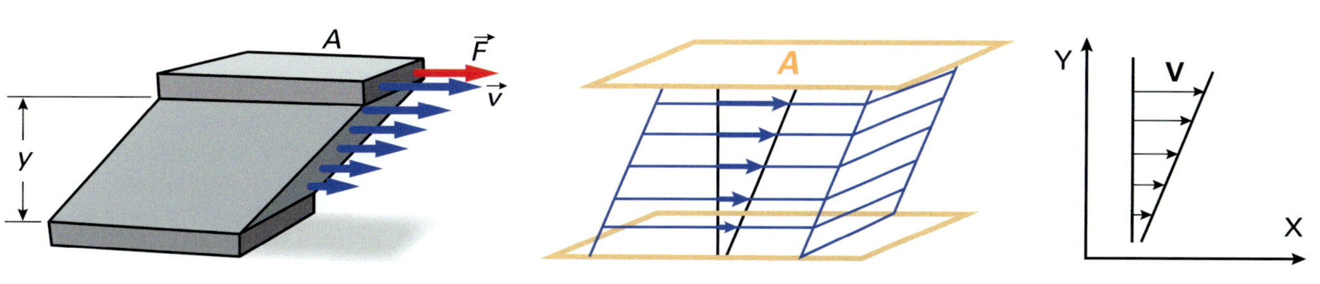

Figura 7. *Viscosidad.*

Si hay un fluido entre dos superficies planas, la inferior se mantendrá fija, por lo que habrá que hacer una fuerza para mover la superior a velocidad constante.

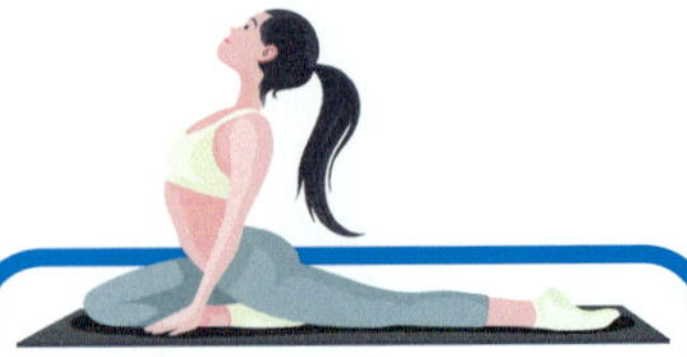

La presión hidrostática, la viscosidad y el estímulo hidrocinético mejoran la circulación sanguínea, la movilidad articular y la coordinación de movimientos, y descargan la columna vertebral.

Perfil de velocidades: la capa de fluido en contacto con una superficie se adhiere a ella y se mueve a la misma velocidad. Debido a la viscosidad, hay una pérdida de velocidad entre las capas sucesivas. Si la velocidad es pequeña, las capas se mueven paralelamente. La fuerza que hay que aplicar a una capa de fluido es proporcional al área A y a la variación de la velocidad entre las distintas capas, e inversamente proporcional a la distancia entre las láminas. La constante de proporcionalidad es el coeficiente de viscosidad η. En los líquidos, la viscosidad disminuye al aumentar la temperatura. Para los gases η aumenta si $T\uparrow$. Si la viscosidad de un fluido no es despreciable, la energía mecánica no se conserva y, por tanto, no se satisface la ecuación de Bernoulli.

El estímulo hidrocinético (Figura 8) es generado a través del agua y puede aplicarse sobre el organismo acompañado de un factor mecánico de presión. Los dos más utilizados son:

- **Acciones percutoras:** duchas, chorros. Es un factor de estímulo mecánico. Con efectos de un masaje.
- **Agitación del agua (hidromasaje):** efecto de presión y masaje. Esta es fuente de estimulación mecánica de los receptores cutáneos, lo que induce su acción sedativa y analgésica.

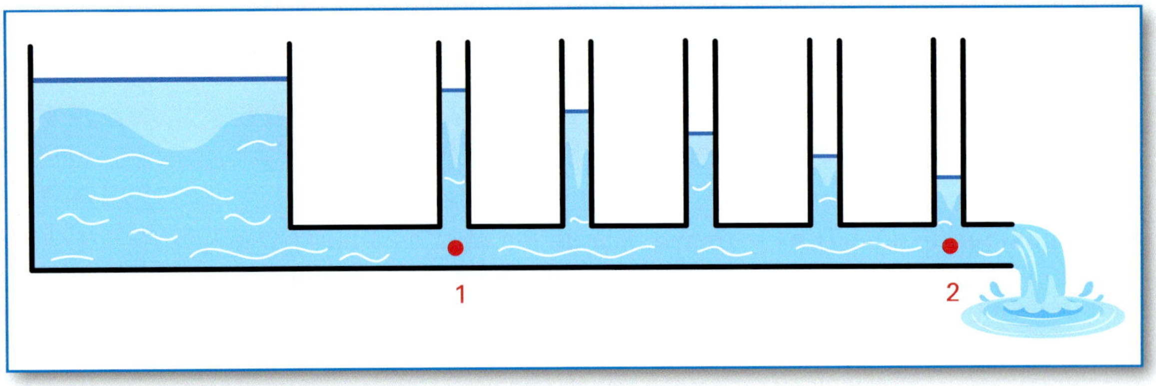

Figura 8. *Estímulo hidrocinético.*

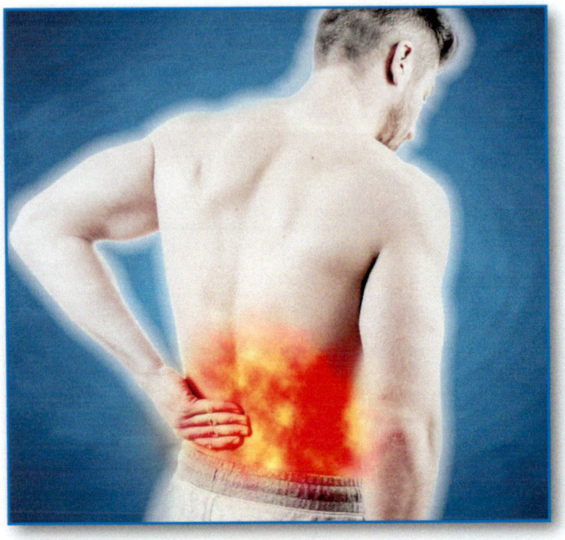

Figura 9. *Descarga de la columna.*

Estos tres factores producen una serie de efectos fisiológicos:

- **Mejora de la circulación sanguínea:** debido a la acción térmica del agua sobre el cuerpo, que genera una activación del sistema circulatorio, y la presión del agua sobre el organismo, que estimula el retorno sanguíneo.
- **Mejora de la movilidad articular:** la amplitud del recorrido articular mejora debido, sobre todo, a la ingravidez soportada, así como a la presión constante y uniforme ejercida por el agua.
- **Mejora de la coordinación de movimientos:** mejoran las conexiones nerviosas, la armonía en los movimientos y la relación entre nervios y respuestas musculares.
- **Descarga de la columna vertebral** (Figura 9): las posiciones horizontales, comunes en el medio acuático, y el fenómeno de ingravidez, suponen una descarga para la columna.

3. TÉCNICA DE LOS MOVIMIENTOS CARACTERÍSTICOS DE LA HIDROCINESIA. ASPECTOS CLAVE

Según las características individuales de las lesiones y la individualización de los programas, es muy complicado establecer unos criterios teórico-prácticos de puesta en marcha del trabajo compensatorio. Es prioritario tener en cuenta lo siguiente para establecer el programa a seguir:

- La lesión o deformidad del individuo.
- El nivel acuático.

Otros **aspectos a tener en cuenta** en la programación son:

- La personalidad del individuo.
- La individualización del tratamiento.
- Las sesiones por semana. Disponibilidad de la instalación.
- Los objetivos.

En la **programación de ejercicios** pautados deberemos tener en cuenta:

- Objetivo.
- Consigna.
- Formación.
- Situación.

INFORMACIÓN IMPORTANTE

Dependiendo del objetivo del programa, la hidrocinesia se suele clasificar en dos tipos:

a) **Preventiva.**

b) **Curativa o rehabilitadora:** persigue la recuperación de la movilidad y la fuerza perdidas por lesiones, y se pueden emplear diversas técnicas:

- **Hidrocinesia pasiva:**
  - Movilización pasiva simple.
  - Movilización auto pasiva.
  - Posturas.
- **Hidrocinesia activa:**
  - Contracción isométrica o estática (Figura 10).
  - Contracción isotónica o dinámica.
  - Trabajo isocinético.

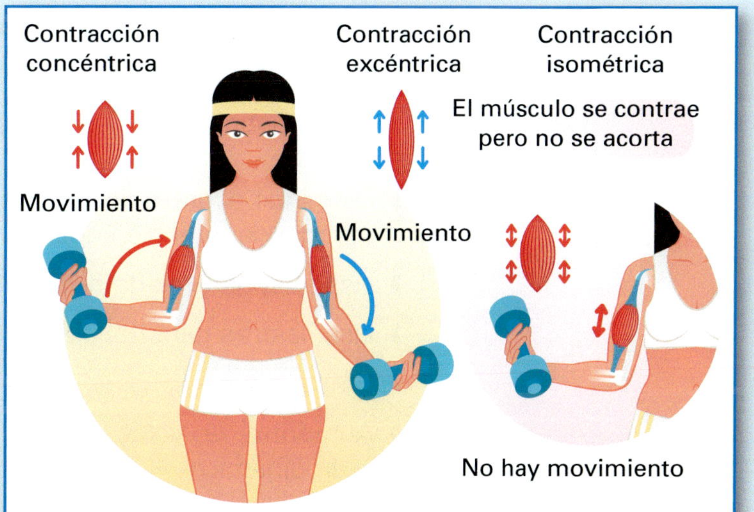

Figura 10. *Tipos de contracción muscular.*

3.1. Localización muscular, fases, amplitud, dirección, ritmo e intensidad

El acompañamiento del medio acuático facilita la movilidad muscular y articular, reduciendo contracturas y dolores.

La ejecución del programa se basa en una serie de etapas entre las cuales tenemos:

Grupos sin experiencia anterior:

Etapa 1. Técnicas de estilos y flexibilización de columna:

- Trabajo de kinesiterapia: ejercicios flexibilizadores de columna, tonificación musculatura abdominal y paravertebral.
- Trabajo acuático: técnica de estilos (crol y espalda), iniciación a la braza y destrezas acuáticas.

Etapa 2. Mejora de la técnica de estilos e inicio de la resistencia aeróbica:

- Trabajo de kinesiterapia: flexibilización de columna, potenciación de musculatura abdominal y paravertebral. Ejercicios de autocorrección postural.
- Trabajo acuático: técnica de estilos (crol y espalda), iniciación a la resistencia (natación continua).

Etapa 3. Resistencia aeróbica, potenciación muscular, ejercicios específicos, autocorrección postural:

- Trabajo de kinesiterapia: potenciación de musculatura abdominal y paravertebral. Ejercicios específicos según curva, autocorrección postural.
- Trabajo acuático: ejercicios de flexibilización y potencia muscular. Técnica de estilos (crol, braza y espalda), iniciación a la resistencia (natación continua).

En la Tabla 4 se describen algunos aspectos clave a la hora de realizar esta técnica en el medio acuático.

Existen distintas formas de **aplicar la carga** en la ejecución de los ejercicios:

- Disminuir el brazo de palanca, aumentando el ángulo de realización y cambio de dirección del movimiento.
- Usar dispositivos de flotación en sentido contrario a la superficie.
- Usar lastres para trabajar en sentido de la superficie.
- Emplear material para realizar resistencia en todos los sentidos.
- Aumentar la velocidad de movimiento debido a la resistencia hidrodinámica.
- Trabajar con zona de movimiento medio sumergida, y en contra de turbulencias o chorros.
- Pueden emplearse de manera independiente o combinada, incrementando la carga del ejercicio.

Aspectos clave de la técnica de hidrocinesia — TABLA 4

Velocidad de ejecución	Mucho más lenta, debido a la resistencia hidrodinámica
Control de acciones motrices	Menor control
Resistencia	Debida al agua, no a la gravedad
Impacto articular	Ausencia por la flotación
Riesgo de lesión muscular o articular	Escaso o nulo riesgo
Lesión por caída	No hay, ya que el agua amortigua
Movilidad y amplitud de movimientos	Favorece en personas con dificultad de movimientos por lesión u otras enfermedades, permitiendo de manera progresiva alcanzar mayores rangos de movimiento
Intensidad y aparición de agujetas	Regulable según el nivel del paciente y el objetivo, y no aparecen agujetas
Sudoración	Puede existir, pero no es habitual al estar en el agua
Localización muscular	Fijación más fácil de la musculatura a trabajar, ausencia de la gravedad
Ritmo e intensidad	Requiere un mínimo de fuerza al trabajar con la resistencia que ofrece el agua, suele ser intenso el trabajo, con ritmos lentos y controlados

Tras todo lo descrito, resumimos los aspectos de mayor importancia, donde se definen los **fundamentos y líneas del programa:**

- En actitudes escolióticas, tiene importancia capital el trabajo de ejercicios simétricos generales.
- Necesidad de planificar bien según etapas, progresión y orden de aplicación.
- Emplear como estilo de natación básico la espalda, y como segunda opción, el crol (Figura 11).
- Complementar con trabajo en seco (Figura 12).
- Es necesario colaborar con médicos especialistas.
- Seguimiento constante de la evolución de las desviaciones a través del historial individual, aportando *feedback* de informes médicos, de los padres y de los propios alumnos.
- Controlar progresiones y evolución del aprendizaje por test.
- Motivación constante.

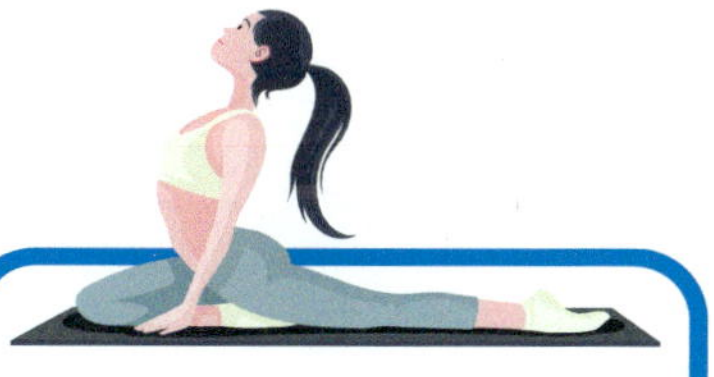

El estilo de natación debe ser, como primera opción, la espalda.

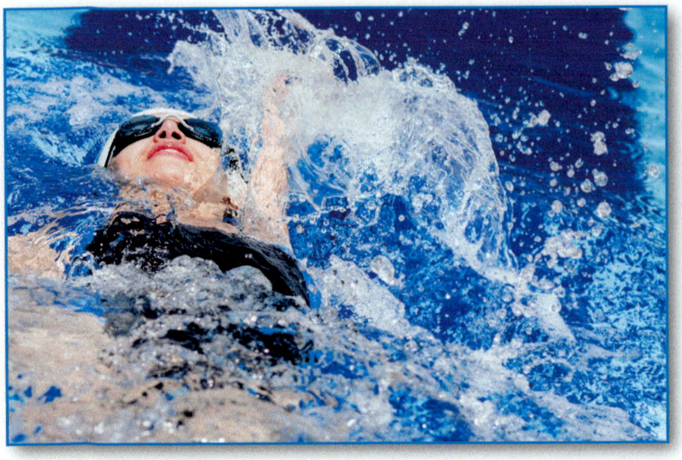

Figura 11. *Mujer nadando a espalda.*

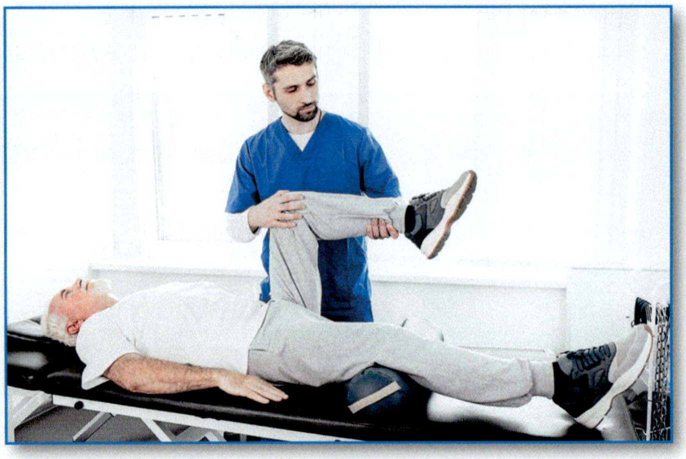

Figura 12. *Trabajo de kinesiterapia.*

4. MOVIMIENTOS ACTIVOS Y PASIVOS

Se distinguen dos tipos de movimiento en este método:

- **Activos.** Consta de ejercicios llevados a cabo por el propio paciente. Se clasifica en diferentes tipos de contracción muscular:
  - **Isométrica o estática.** No existe movimiento muscular. En fases iniciales del proceso de curación. Posición de la articulación: va desde los 0° hasta el máximo rango del recorrido de la articulación. Empleada en artropatías inflamatorias con el fin de luchar contra amiotrofia periarticular. Indicada para patologías reumatológicas y traumáticas de la rodilla. Evita atrofia muscular, adherencias musculares por inmovilizaciones, así como regeneración del tejido. La sistemática usada será de 5 a 10 series de 10 contracciones máximas durante al menos 6 segundos cada una.
  - **Isotónica o dinámica.** Supone el movimiento del miembro o segmento contra una resistencia, permitiendo un aumento de la fuerza y favoreciendo la elasticidad. Puede ser:
    - **Concéntrico:** el músculo trabajado se contrae y acorta al mismo tiempo. Se aumenta la fuerza y resistencia, se favorece el acortamiento y aumento del volumen muscular. Indicado en la fase 1, después del ejercicio isométrico, como evolución hacia el trabajo excéntrico si interesara, y para deportistas que buscan aumento de volumen muscular. Es importante realizar un buen trabajo complementario de estiramientos de la musculatura trabajada.
    - **Excéntrico:** el músculo trabajado se contrae y estira el mismo tiempo. Indicado en la fase final del tratamiento y en patologías tendinosas como prevención y tratamiento. Este tipo de ejercicio beneficia a los deportistas que quieren ganar peso. Es el más similar al que el deportista realizará en su entrenamiento normal.

      La sistemática usada será de 3 series de 10-12 repeticiones con descansos, sin dolor, al menos hasta la mitad de la segunda serie. La velocidad de ejecución será de lenta a muy lenta.

Estos ejercicios se pueden hacer en:
- Cadena cinética abierta: el extremo distal de la cadena es móvil. En aguas profundas.
- Cadena cinética cerrada: el extremo distal de la cadena está estabilizado. En aguas poco profundas.

- **Pasivos.** Movimientos impuestos a articulaciones del paciente por intervención externa. Diferenciar:
  - Movilización pasiva simple: realizada por el terapeuta de forma no dolorosa.
  - Movilización autopasiva: realizada por el mismo paciente. Busca mantener la movilidad articular y conservar la fuerza. Evitar si se trata de articulaciones muy dolorosas.
  - Posturas (Figura 13): puesta bajo tensión de elementos anatómicos de una articulación y anexos, con el objetivo de lograr mayor amplitud articular. Busca evitar actitudes nocivas, evitando retracciones musculares y tendinosas.

- **Pliométricos.** Utilizados en la última fase de recuperación de lesiones, antes de reincorporarse al ritmo normal. Eficaz para desarrollar cualidades ligadas al sistema neuromuscular, mejora inervación de la cadena muscular trabajada y de la fuerza máxima y explosiva (Figura 14).

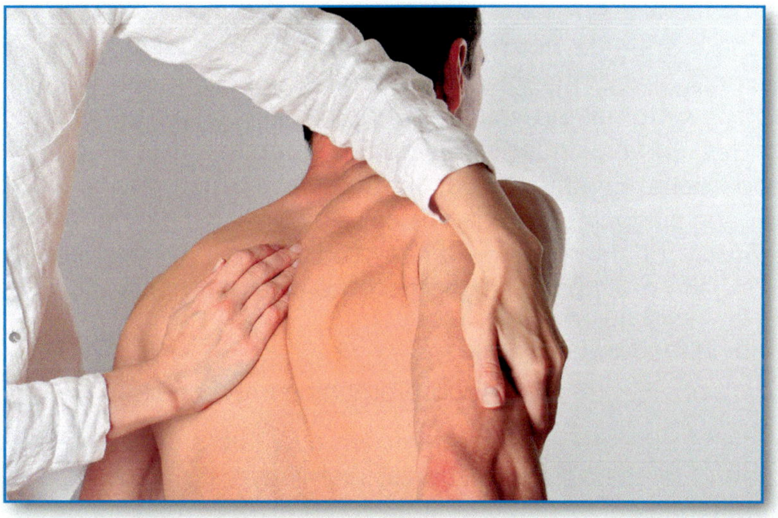

Figura 13. *Movimiento pasivo de postura.*

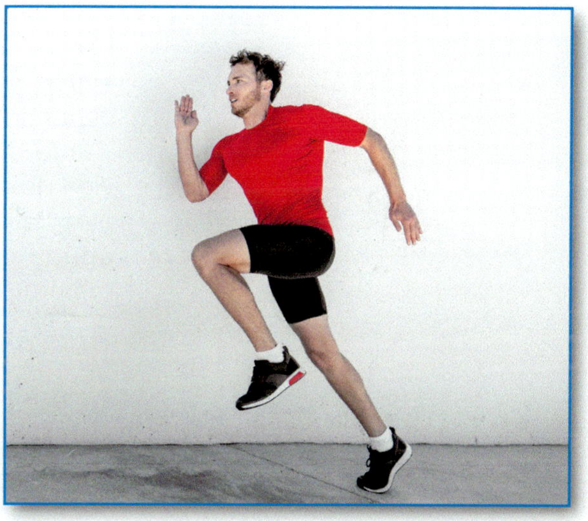

Figura 14. *Pliometría.*

4.1. Defectos y errores más comunes en los gestos técnicos

Es importante seguir estas premisas marcadas en cada tipo de movimiento para alcanzar el resultado perseguido, puesto que, de no ser así, se puede retroceder en las fases avanzadas. Es importante controlar los movimientos, evitando los errores de ejecución. Según la tipología de los ejercicios, los **errores más comunes son:**

- Miembros inferiores y superiores: angulaciones incorrectas, acortamientos de palancas, desalineaciones en el movimiento de las articulaciones.

- Tronco y zona central: descontrol, desestabilización en la realización de ejercicios, descompensación de la parte anterior y posterior.
- Cabeza, cuello y zona de la cintura escapular: descontrol al estar fuera del agua, movimientos bruscos que pueden generar desestabilización.

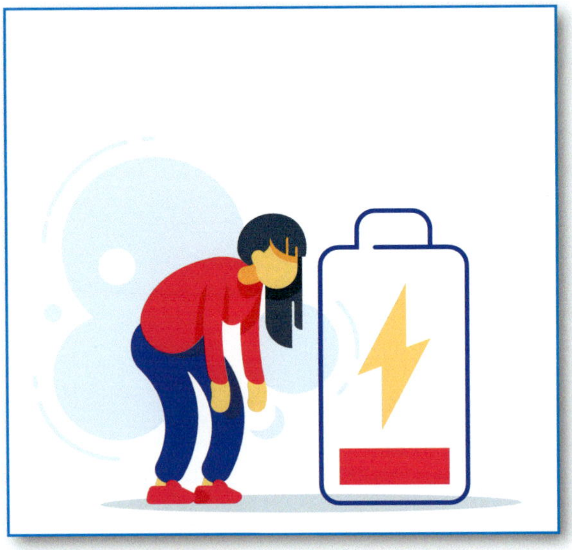

Figura 15. *Fatiga.*

5. FATIGA EN LAS ACTIVIDADES Y EJERCICIOS DE LA HIDROCINESIA

La fatiga (Figura 15) se define como un conjunto de cambios que experimenta nuestro organismo cuando se encuentra sometido a condiciones extremas de sobreentrenamiento; o bien, cuando no estamos habituados a un tipo de trabajo con una intensidad concreta e intentamos superar nuestro propio límite de esfuerzo.

5.1. Síntomas y signos de fatiga general y localizada

Puede ser una respuesta normal e importante al esfuerzo físico, al estrés emocional, al aburrimiento o la falta de sueño. O puede ir acompañando a otros síntomas en una amplia gama de problemas de salud y enfermedades. La fatiga puede convertirse en un asunto crítico en la vida de una persona. En algunos casos, podrían verse imposibilitados para llevar a cabo cualquier actividad física debido a la fatiga. Puede ser **aguda o crónica.** El síndrome de fatiga crónica presenta un debilitamiento prolongado que podría ser persistente o recurrente.

Tiene dos funciones fundamentales:

- **Protectora:** previniendo un deterioro orgánico irreversible.
- **Efectiva:** disminuyendo el rendimiento en cualquiera de sus aspectos, afectando la aplicación de fuerza, disminuyendo la intensidad, falta de coordinación, fallos en la precisión o en la percepción, etc.

Las principales causas y síntomas de la fatiga se describen en las Tablas 5 y 6.

5.2. Sobrecarga muscular por repetición: medidas y acciones de descarga

El concepto fatiga está referido a aquellas situaciones concebidas en el ámbito fisiológico como muy dispares. Por ejemplo, se puede hablar de fatiga cuando nos referimos en este ámbito a pacientes que no puede mantener un determinado ritmo o cuando, después de varias sesiones de entrenamiento, no pueden mantener una intensidad de trabajo.

TABLA 5 Causas de la aparición de fatiga

Sobreentrenamiento
Trastornos del sistema endocrino o del sistema nervioso
Descenso del metabolismo de los hidratos de carbono y de las proteínas, así como del nivel de oxígeno celular
Hipoglucemia
No reponer las sales minerales perdidas por el ejercicio físico
Vida poco ordenada (trasnochar, sin dejar al cuerpo que realice un sueño reparador conveniente)

TABLA 6 Síntomas de la fatiga

Cansancio que va influyendo progresivamente en una proporción mayor de musculatura afectada
Agujetas, calambres, rigidez muscular y articular
Astenia (pérdida de fuerza y disminución del tono muscular)
Aumento del consumo de energía al realizar cualquier esfuerzo, y de la respiración, incrementándose la presión arterial y el pulso basal
Disminución de la coordinación y precisión en los movimientos; los niveles de hemoglobina, hematíes, potasio; alteraciones en el apetito y el sueño; en la atención, concentración, percepción

Puede tratarse de la fatiga respecto a un grupo concreto y localizado de músculos, o bien a una situación de cansancio generalizada.

El uso repetitivo de alguna musculatura en concreto o de toda la musculatura en genera provoca lesiones, más conocidas como **sobrecargas por repetición.** Se producen cuando hay un sometimiento a demasiado esfuerzo de manera constante debido a movimientos repetitivos. Puede provocar:

- Inflamación (Figura 16).
- Distensión muscular.
- Daño en tejidos.

Suele ser por lesiones laborales o en acciones deportivas repetitivas.

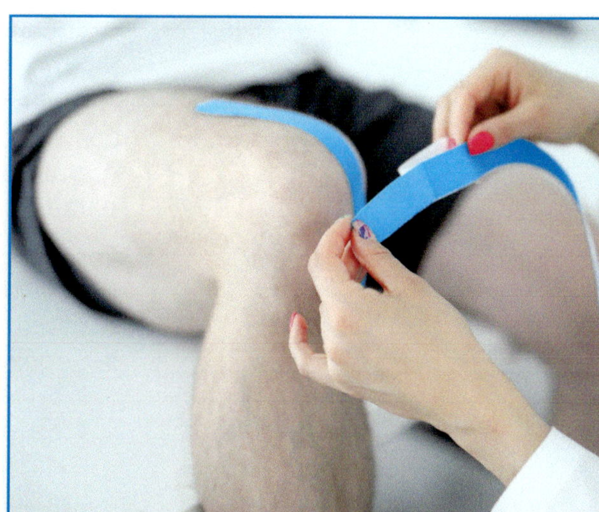

Figura 16. *Inflamación articular.*

INFORMACIÓN IMPORTANTE

Los **síntomas** más habituales de la **sobrecarga** son:

- Hormigueo, adormecimiento o dolor en la zona afectada.
- Rigidez o dolor en el cuello o la espalda.
- Sensación de debilidad o fatiga en las manos, los brazos o las piernas.
- Sensación de estallido o chasquido.

Cuanto antes se diagnostique una lesión por sobrecarga, más rápido se podrán adoptar medidas para la recuperación. Por eso, es importante consultar al médico si existe algún síntoma. La clave es hacer **reposar la zona afectada.** El médico te puede recomendar que tomes un antiinflamatorio (como ibuprofeno). En ocasiones, se usan compresas de hielo para reducir el dolor y la inflamación.

Una vez que la inflamación y el dolor han desaparecido, se puede hacer terapia física para ejercitar los músculos y prevenir la pérdida de movimiento en la articulación.

Cuando se trata de lesiones por sobrecarga, **la prevención es la mejor medicina.** Debes estar atento a la cantidad de tiempo que pasas haciendo movimientos repetitivos. La flexibilidad y la fuerza te pueden ayudar a prevenir las lesiones por sobrecarga. Por eso, haz ejercicio regularmente y mantente activo (recuerda precalentar y, por supuesto, hacer estiramientos antes y después de hacer tu práctica física habitual).

6. CONDICIONES DE SEGURIDAD

Este tipo de terapia no está exenta de riesgos, su prescripción debe realizarse para aquellas personas que hayan sido valoradas previamente y cuya patología y condiciones permitan poner en marcha el tratamiento. Este debe seguir una serie de **normas:**

1. Los ejercicios en piscina se realizan integrados dentro de un programa de fisioterapia, ajustados y personalizados a la patología y estado del paciente, y deberán ser variados.
2. Temperatura del agua:
   - Actividad dinámica: 34 °C.
   - Efecto de relajación muscular y sedación: 36 °C.
   - Según la patología:
     - En reumatología: 36-38 °C.
     - En enfermedades neurológicas es muy variada: 34-37 °C en miopatías; 28-30 °C en lesiones medulares; 10-15 °C en esclerosis.
     - En tratamientos postraumáticos: 34-36 °C.
     - En piscinas de natación: 28-30 °C.

3. No se prescribirán ejercicios que exijan movimientos extremos ni ejercicios de zonas cercanas a dolores o molestias.
4. El programa deberá ser abierto y adaptativo según la evolución del paciente. Es importante el reposo y el descanso.
5. Movimientos simples, lentos, sin dolor y controlados por el fisioterapeuta.

Es importante recordar que debe realizarse una supervisión constante de los pacientes, antes, durante y después del tratamiento.

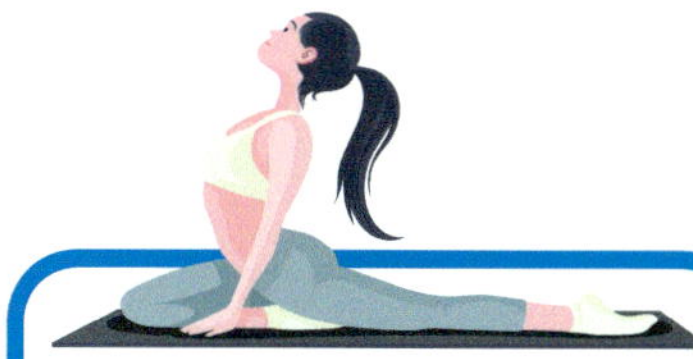

Debe realizarse una supervisión constante de los pacientes antes, durante y después del tratamiento.

7. COLECTIVOS DIANA

Vamos a considerar una serie de colectivos diana para las actividades de hidrocinesia, que requieren unas indicaciones especiales, puesto que tienen unas características concretas. Conoceremos también sus limitaciones funcionales habituales, así como su desarrollo, evolución y reducciones a nivel motriz y orgánico.

7.1. Mujeres embarazadas

Se trata de una etapa donde se producen continuas modificaciones fisiológicas en el organismo de las mujeres hasta el parto. La preparación maternal en el agua permite mejorar la condición física, con incremento de la agilidad y movilidad articular, mejora de la circulación sanguínea. Además, **potencia diferentes grupos musculares** implicados en el embarazo y parto, **mejora el control postural y la condición aeróbica,** puesto que estas actividades ofrecen muchas posibilidades de movimiento. Además, producen un mayor estado de bienestar psicológico (Figura 17).

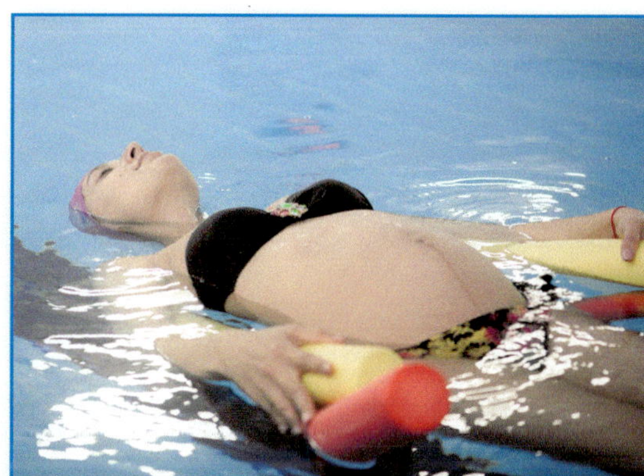

Figura 17. *Embarazada haciendo una actividad de hidrocinesia.*

Se deben tener en cuenta los siguientes factores en la **planificación de las actividades:**

- Estado físico previo de la mujer, así como su habilidad en el medio acuático.
- Etapa de gestación, diferenciando entre el primer, segundo y tercer trimestre, ya que en cada uno hay unas limitaciones físicas y fisiológicas.
- Objetivos del programa: generales, específicos, organización de cada sesión (contenidos).
- Organización de la sesión (calentamiento, parte principal, vuelta a la calma). Etapa, lugar, duración y frecuencia.

7.2. Personas mayores de 50 años

La práctica de este tipo de actividad a partir de los 50 años puede resultar muy beneficiosa tanto para la salud física como para la mental (Figura 18). Además de ayudar a estar en forma y más ágil, y a controlar el peso, favorece la prevención de enfermedades como las cardiovasculares, la diabetes, el cáncer o el alzhéimer; por si todo esto fuera poco, mejora el estado de ánimo porque se liberan endorfinas (la hormona de la felicidad), y permite estar en contacto con otras personas, tener una motivación y salir de casa.

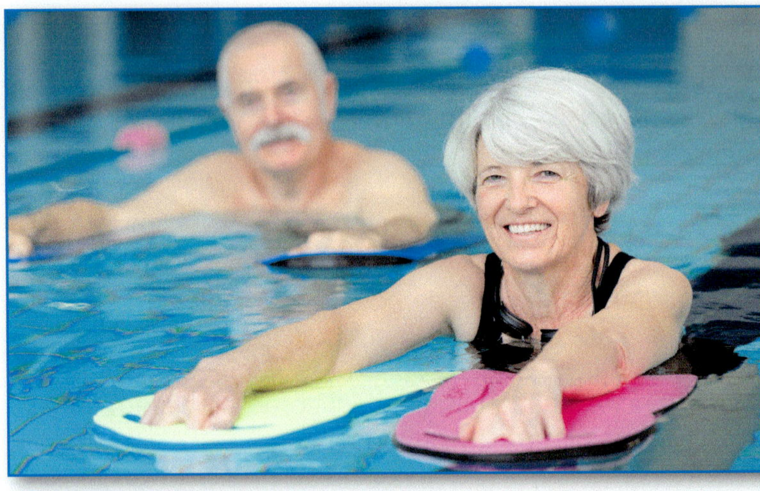

Figura 18. *Dos personas mayores realizando un programa acuático.*

Antes de ponernos manos a la obra, debemos conocer el estado de salud y la capacidad física de los usuarios, para poder adecuar la actividad a sus características. Razones por las que favorece este tipo de ejercicio a este colectivo:

- Requiere menos esfuerzo debido a la gravedad nula, permitiendo la movilidad sin esfuerzo.
- Alivia los problemas y tensiones articulares, gracias a la flotación, muy beneficioso para personas con problemas reumáticos.
- Se reduce el riesgo de lesión. No hay tanto riesgo de caída. Evitar ejercicios complejos o con sobresfuerzo.
- Sensación de relajación con temperaturas óptimas de 27-31 °C.
- Permite mayor facilidad para ejercitar toda la musculatura.
- Control de la temperatura corporal, previene golpes de calor (hay que ser cuidadosos con esto).

Se suele observar **mejoría en la capacidad aeróbica y cardiorrespiratoria,** mayor grado de **flexibilidad y elasticidad,** así como una mejora del sistema músculo esquelético.

Además de esto:

- Evita la retención de líquidos.
- Mejora la circulación sanguínea.
- Favorece la oxigenación del organismo.
- Ayuda al control de la tensión arterial.
- Aumenta la agilidad y rapidez de movimientos.
- Ayuda a tener mejor equilibrio (Figura 19).

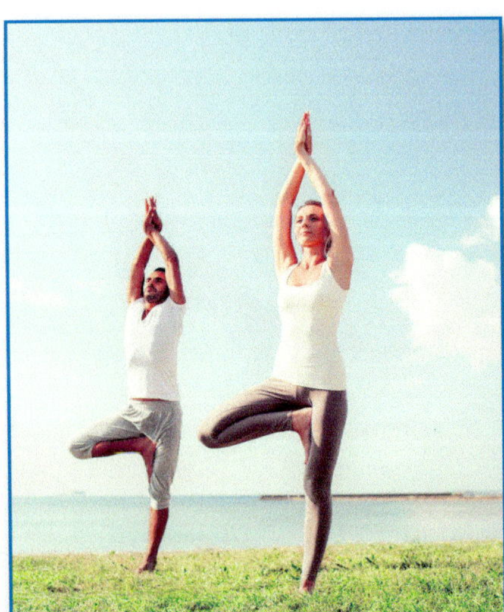

Figura 19. *Ejercicio de equilibrio.*

7.3. Personas con obesidad

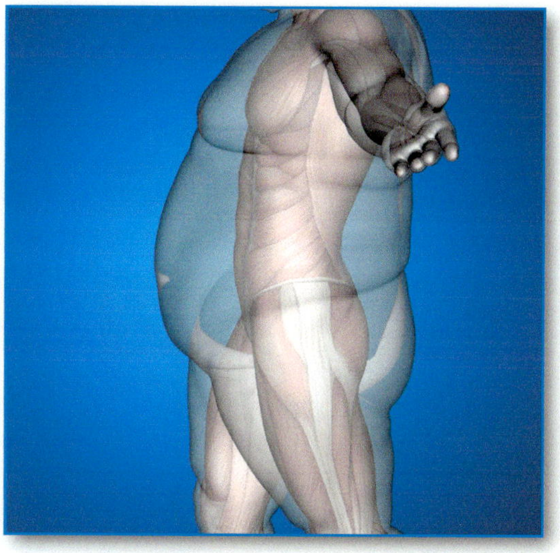

Figura 20. *Obesidad.*

La **obesidad** y el **sobrepeso** (Figura 20) se han convertido en un problema a nivel mundial en la mayoría de los países, debido a estilos de vida sedentarios, escasa realización de actividad física, incremento del tiempo dedicado a ver la televisión o uso de aparatos electrónicos y trastornos de alimentación, donde se observa una nutrición pésima en la mayoría de la población. Los estudios muestran datos muy preocupantes al respecto. Algunas **consecuencias para la salud** son:

- Enfermedades cardiovasculares, principal causa de muerte en el mundo.
- Diabetes, epidemia mundial.
- Enfermedades del aparato locomotor, sobre todo la artrosis.
- Algunos cánceres, mama y colon.

El ejercicio en el agua ofrece la intensidad, variedad y seguridad necesaria para que esta población lo realice con total tranquilidad. Según Cadmus, el **ejercicio acuático** es una **opción terapéutica para promover la calidad de vida** de las personas que viven con obesidad, puesto que la flotabilidad y las propiedades térmicas del agua pueden ser muy adecuadas para este colectivo.

Estas actividades suponen un plus para estas personas, ya que disminuye el efecto de la gravedad, aparece la flotación, libera peso corporal, hay una distensión de la masa muscular y reduce el impacto articular, además de facilitar la capacidad de movimiento. No obstante, en las primeras etapas puede producir desorientación y sensación de inseguridad en el medio.

7.4. Personas con estrés

El estrés es una alteración psicosomática que provoca sobrecarga en el equilibrio del organismo, desencadenando una reacción de respuesta. Se trata de uno de los síndromes más frecuentes en la sociedad actual (Figura 21). Es **uno de los problemas de salud más importantes,** factor de riesgo potencial para desarrollar enfermedades del aparato cardiovascular, cáncer, diabetes, enfermedades metabólicas y hormonales.

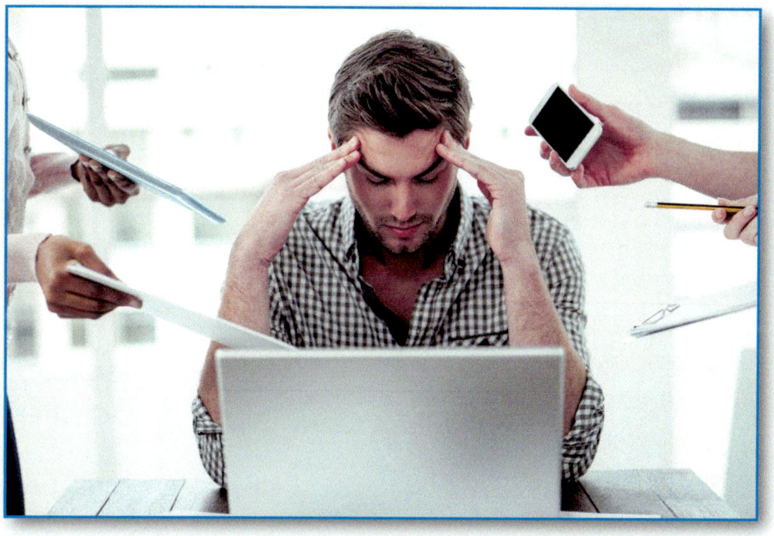

Figura 21. *Estrés laboral.*

Es necesario cierto grado de estrés en todo proceso de aprendizaje del ser humano, que ofrece un estímulo-respuesta. Por ello, es necesario diferenciar entre los distintos tipos de estrés (Figura 22): el bueno y el malo.

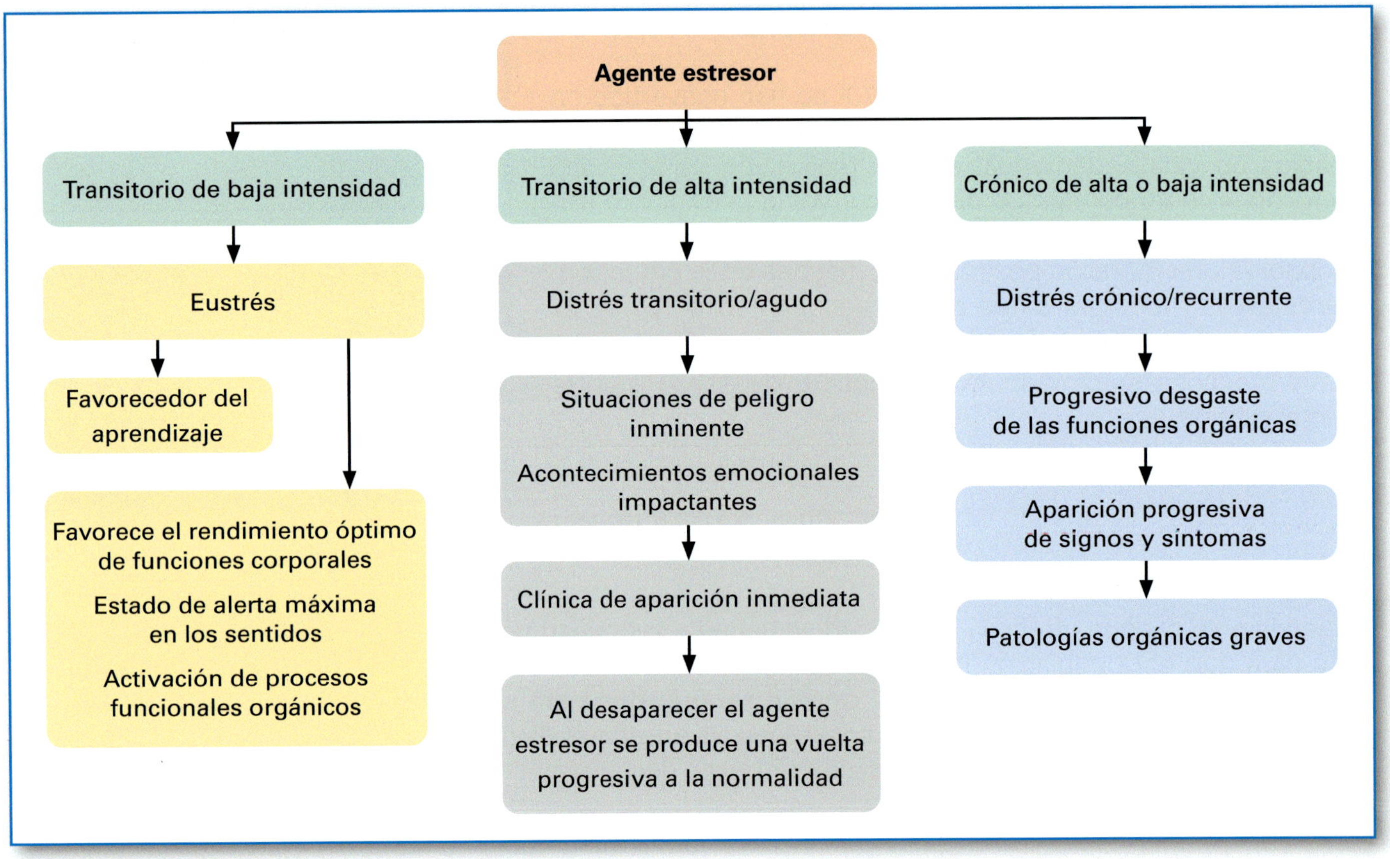

Figura 22. *Tipos de estrés.*

La respuesta frente al estrés es conocida como el síndrome general de adaptación. Se diferencian tres etapas:

1. **Fase de alarma:** contacta el estresor y la estructura, generan una activación con el fin de movilizar los recursos necesarios para hacer frente a esa situación.
2. **Fase de resistencia o adaptación:** el estresor continúa presente; si es mucho tiempo o demasiado intenso, el organismo disminuye de manera progresiva la actividad. Primero disminuye la actividad del sistema digestivo, luego la del reproductor, y aumenta la del inmunitario.
3. **Fase de desgaste:** el organismo no puede frente al estresor debido al requerimiento energético y desgaste. Puede producir disfunciones orgánicas graves que provocan múltiples patologías, incluso la muerte.

Hay dos tipos de respuestas frecuentes al estrés (Figura 23).

RECUERDA QUE

Estrés es la tensión provocada por situaciones agobiantes que originan reacciones psicosomáticas o trastornos psicológicos a veces graves.

7.5. Afecciones del raquis y posrehabilitación

Este colectivo de personas abarca diversidad de desviaciones de la columna vertebral. Según como sean, podemos encontrar la siguiente clasificación:

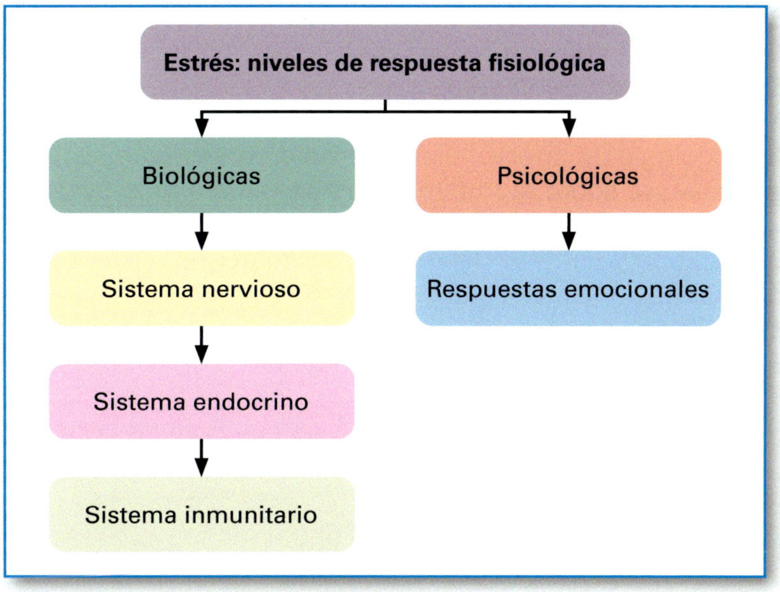

Figura 23. *Respuestas frente al estrés.*

Sagitales del raquis (Figura 24)

- **Cifosis.** Convexidad posterior del raquis, en la región dorsal. Curvatura dorsal cifótica; se considera fisiológica cuando es móvil y comprende entre los 20-40 grados.
  - **Clasificación:**
    - Congénita.
    - Adquirida.
    - Senil.
    - Joven.
    - Anomalías músculo-ligamentosas.
  - **Tipos de desviaciones:**
    - Actitudes cifóticas (posturales).
    - Cifosis verdaderas (estructuradas).
  - **Metodología de intervención.** Siempre se seguirán las pautas del especialista sobre el tratamiento a seguir en las actividades planteadas. Las pautas a seguir son:
    - Iniciación y dominio del medio, por métodos utilitarios.
    - Intervención acuática específica.
    - Actividades globalizadoras; buscan tonificar la musculatura de la estabilidad cervical y dorsal.
    - Movilización dorsal.
    - Elongación pectoral.
    - Tonificación retroversora, paravertebral e interescapular.
    - Coordinación.

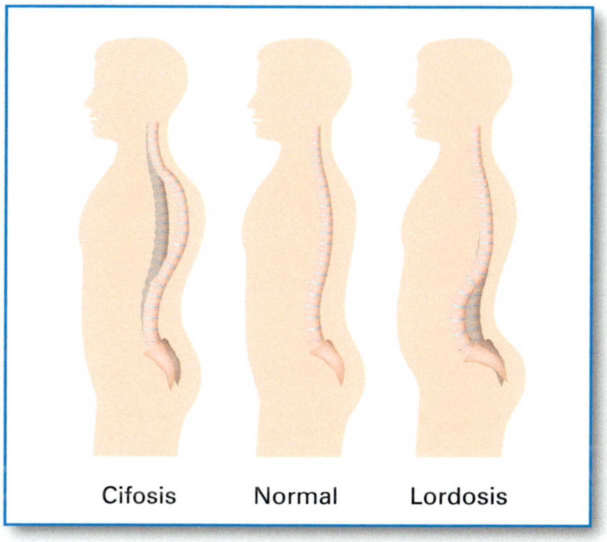

Figura 24. *Columna vertebral normal, cifosis y lordosis.*

- **Lordosis.** Curvatura sagital del raquis con convexidad anterior. Un ángulo lordótico inferior a 23 grados = hipolordosis; superior a 68 grados = hiperlordosis.
  - **Clasificación:**
    - Primitiva.
    - Secundaria.

- Tipos de hiperlordosis:
  - Actitudes lordóticas (en época escolar: mochilas).
  - Hiperlordosis verdaderas (por anteversión/antepulsión pélvica).
  - Otros factores: pie plano, genu valgo, abdomen prominente.
- Metodología de intervención. Siempre se seguirán las pautas del especialista sobre el tratamiento a seguir en las actividades planteadas. Las pautas a seguir son:
  - Iniciación y dominio del medio, por métodos utilitarios.
  - Intervención acuática específica.
  - Actividades lordóticas.
  - Hiperlordosis verdaderas para mejorar:
    - Flexibilización lumbar.
    - Flexibilización de musculatura anteversora de la cadera.
    - Tonificación-compensación de la musculatura.
    - Coordinación.
    - Laterales del raquis (Figura 25).

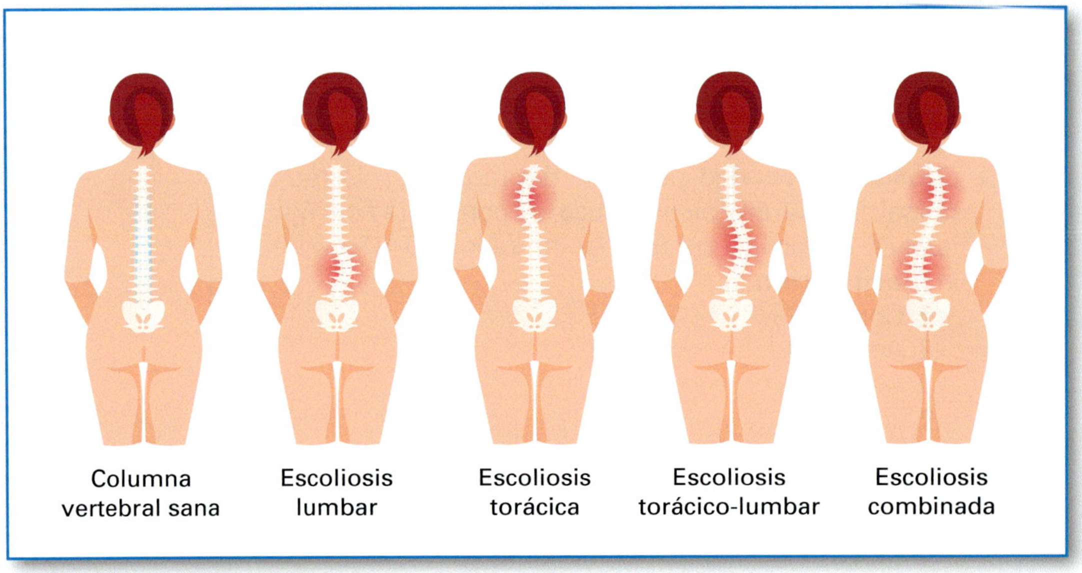

Figura 25. *Tipos de escoliosis.*

- **Escoliosis**. Desviación lateral de la columna.
  - **Clasificación:**
    - Congénitas.
    - Traumáticas.
    - Estáticas o funcionales.
    - Etiología desconocida (infantil, juvenil y adolescente).
  - **Tipos de desviaciones:**
    - Actitudes escolióticas: formas espontáneas y reductibles de las desviaciones laterales del raquis. Jamás se acompaña de rotación vertebral.
      - De compensación (dismetrías en miembros inferiores).
      - Propiamente dichas (vicios posturales).
    - Escoliosis verdaderas: pueden acompañarse de rotación vertebral.
  - **Metodología de intervención.** Siempre se seguirán las pautas del especialista sobre el tratamiento a seguir en las actividades planteadas. Las pautas a seguir son:

- Método Von Niederhoffer: actuar sobre musculatura transversa de la concavidad.
  - Contracción isométrica progresiva.
  - Contracción estática.
  - Decontracción progresiva.
  - Relajación.

  Aplicando 3 series de 15-20 repeticiones de 6-10 segundos de estiramiento mantenido.
- Método Klapp: trabajo horizontalizado, en cuadrupedias, para reducir la gravedad.
- Método Schroth: en kinesiterapia solo.
- Método Pivetta: trabajo simétrico de las extremidades para invertir la curvatura.
- Método Basmajian: mejora los hábitos posturales, aumenta la flexibilidad, tonifica la musculatura abdominal, corrige el desequilibrio postural, mejora la respiración.

  Los siguientes criterios:
  - Iniciación al medio acuático.
  - Actitudes escolióticas y escoliosis posturales, vista global.

  Objetivos:
  - Fijar obenques musculares.
  - Corregir desequilibrio postural.
  - Mejorar hábitos posturales.
  - Incremento de parámetros respiratorios.
  - Escoliosis estructurales.
  - Coordinación.

8. FUNDAMENTOS DE PSICOLOGÍA Y DE SOCIOLOGÍA EN HIDROCINESIA

Debemos tener en cuenta una serie de factores que aparecen como consecuencia del trabajo en el agua con pacientes.

Una barrera a superar por parte del paciente es la de **vencer el pudor** de mostrar su cuerpo a los demás, por lo cual, el agua tiene un efecto euforizante.

La **mejoría emocional** de los pacientes se produce como consecuencia de un sentimiento de seguridad, relajación física y psíquica, debida al efecto de la actividad física y al incremento de la producción de endorfinas, y especialmente por la posibilidad de aumentar las capacidades funcionales dentro del agua.

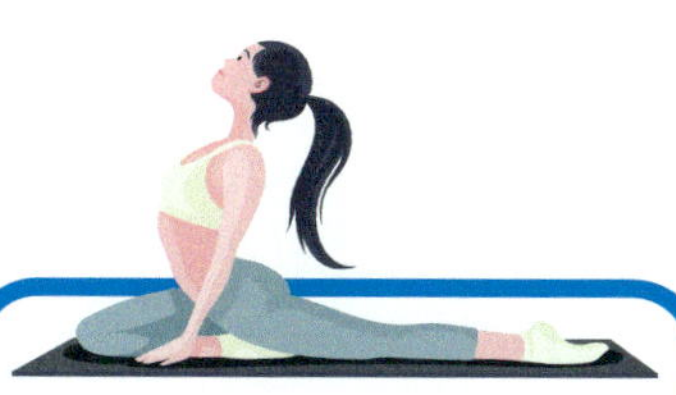

La movilidad en el agua otorga a algunas personas una sensación nueva y gratificante, y les motiva para el ejercicio.

La movilidad en el agua otorga a algunas personas una sensación nueva y gratificante, y les motiva para el ejercicio.

En cuanto a grupos de **población con necesidades especiales,** el agua capacita al paciente a realizar ejercicios que habitualmente no puede realizar en el exterior, lo que supone un estímulo extra en su recuperación, y ayuda a mantener la imagen del movimiento. También el **valor social** que aporta a sus practicantes es tal vez el más impor-

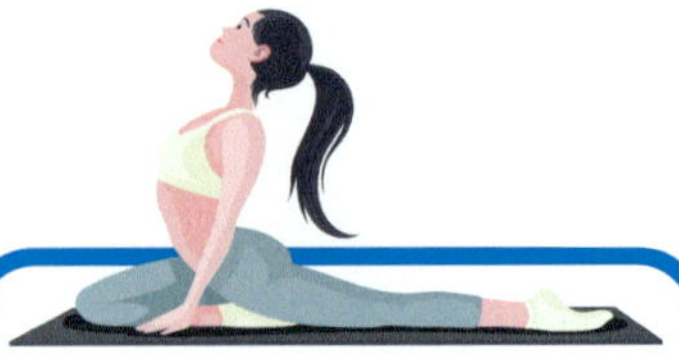

El ejercicio en el agua reduce nuestros niveles de estrés y ansiedad, y nos fuerza a respirar de forma controlada y relajada.

tante para este tipo de población, en muchas ocasiones limitada a un espacio y unas relaciones sociales muy cerradas, transportando a este tipo de pacientes a una integración, normalización y rutina, muy útil y enriquecedora para ellos.

Todo **el deporte es salud** y este tipo de modalidad es un ejercicio muy completo para la salud física y mental.

El aporte a la salud mental reduce nuestros niveles de estrés y ansiedad, nos fuerza a respirar de forma controlada y relajada. La temperatura del agua favorece la sensación de relajación. Mejora nuestros índices de concentración y atención, los cuales están vinculados con la memoria y la claridad mental. Por no hablar de la actividad social, ya que permite al usuario formar parte de un equipo, grupo o comunidad; es decir, socializarse.

No obstante, el éxito de esta actividad reside en su práctica por parte todo el mundo.

9. CUIDADO CORPORAL A TRAVÉS DEL AGUA: TERMALISMO, MEDIO ACUÁTICO Y NECESIDAD HUMANA DE MOVIMIENTO

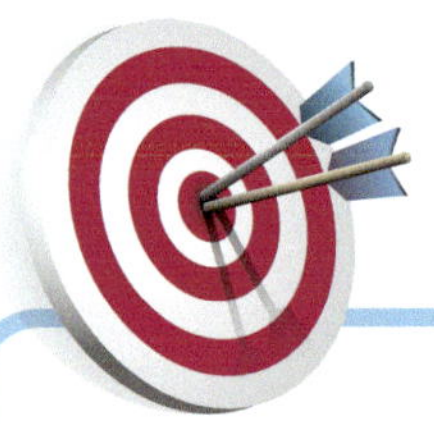

RECUERDA QUE

Los efectos terapéuticos del agua han sido constatados desde tiempos remotos. Están apoyados por documentación, libros y ciencia que han demostrado, en especial a partir del siglo XIX, los componentes que otorgan a las aguas minerales propiedades curativas y efectivas para los humanos.

La cultura del agua, en auge actualmente, no responde a una moda pasajera. El vocablo "termalismo" proviene de *thermos* (caliente), y apareció por primera vez en un diccionario médico a finales del siglo XIX (Figura 26). Designa la cualidad de un agua que presenta de forma espontánea un determinado grado de calor más o menos pronunciado. Se considera una **actividad sanitaria, social, cultural y económica** esencial, a la vez que compleja. Responde a dos demandas: la preocupación por el bienestar y la salud, y la necesidad de ocio y de recreo.

Esta técnica se basa en la aplicación del movimiento en el agua con un fin terapéutico, valiéndose de los efectos mecánicos, térmicos y psicológicos que el agua puede proporcionar.

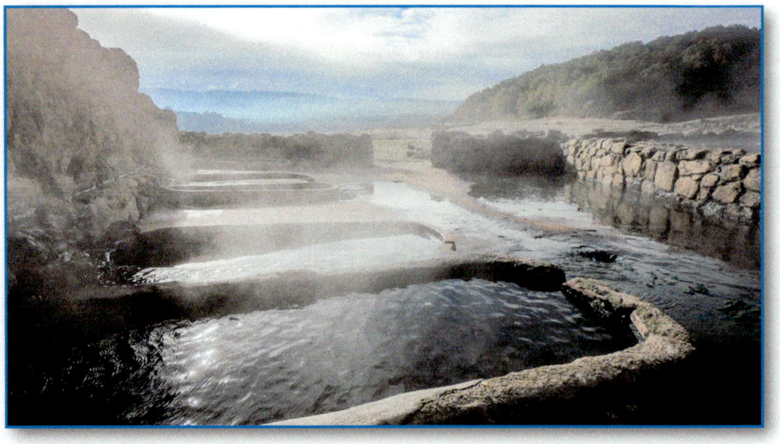

Figura 26. *Aguas termales.*

10. TÉCNICAS Y APLICACIONES COMPLEMENTARIAS EN LOS PROTOCOLOS DE HIDROCINESIA

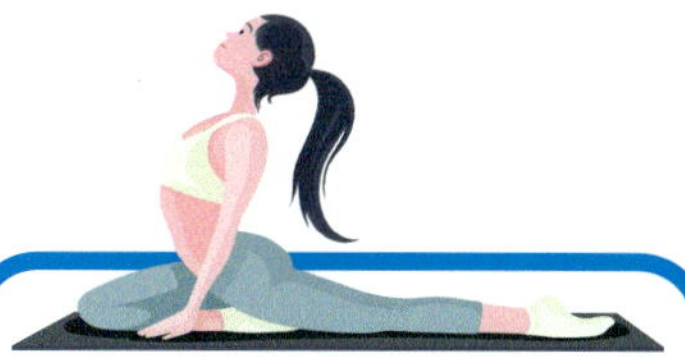

El termalismo responde a dos demandas: la preocupación por el bienestar y la salud, y la necesidad de ocio y de recreo.

10.1. Tipos de baños

Atendiendo a la temperatura del agua, los baños pueden clasificarse en:

- Fríos (temperatura entre 10-18 °C).
- Indiferentes (entre 32-34 °C).
- Calientes (entre 37-42 °C).
- Muy calientes (> 42 °C).
- Ascendentes o descendentes (si la temperatura varía durante la aplicación).
- Alternantes o de contraste (si durante la aplicación se cambia de agua fría a caliente).

10.1.1. *Baños fríos*

La temperatura del agua es de unos 10-18 °C. Estos baños **no deben ser demasiado prolongados.** El tiempo variará según el objetivo, el tipo de ejercicio, el efecto buscado, etc. Es muy importante la temperatura ambiente de la habitación, que debe ser de unos 20 °C. Además, debe hacerse un **precalentamiento,** con ejercicios activos, antes del baño. Deberá tener vigilancia constante en la aplicación, vigilando que no haya ningún signo de molestia o dolor. Tras el baño, hay que secarse rápidamente y reposar envuelto en manta durante 30-60 minutos. Posteriormente, hacer **estiramientos miotendinosos.**

10.1.2. *Baños calientes*

De acción y aplicación similar a los anteriores, suelen ser mejor tolerados. Pese a durar más tiempo, la reacción hiperémica que produce es de menos intensidad y duración que la del frío.

La temperatura final está en torno a 38-40 °C. La duración es de 10 a 20 minutos, aunque podría aumentar si la temperatura desciende hasta indiferente. En circunstancias normales no excede los 30 minutos.

A mayor temperatura, menor duración del baño. Al terminar, es recomendable la aplicación de **ducha fría y secado inmediato,** con reposo de 1 h hasta que se deje de sudorar.

Su acción es hiperémica, analgésica, sedante, antiinflamatoria, relajante muscular, etc.

Se debe tener especial atención en muchas poblaciones y circunstancias en estos dos tipos de baños, evitando complicaciones a los pacientes.

10.1.3. *Baños ascendentes*

La temperatura asciende a 1 °C/minuto, comienza por temperatura tibia y llega a los 40-42 °C. Actúan produciendo hiperemia intensa sin llegar a provocar vasoconstricción, muy útiles en estados graves de **espasmos circulatorios o gangrena.**

10.1.4. *Baños bitérmicos*

Alternan frío, con agua a temperatura entre 10-25 °C y calor, con temperatura de 38-44 °C, situadas en dos recipientes distintos.

La secuencia será:

1. Introducir la zona a tratar en baño caliente 3-5 minutos.
2. Pasar a baño frío, inmersión de 30-60 segundos. Cambio rápido, tres alternancias y siempre se finaliza con frío.

Tiempo total del tratamiento de 15-25 minutos. Es recomendable movilizar la zona durante el tratamiento, activa o asistida.

Produce hiperemia activa, aumenta la circulación, disminuye el tono muscular o la sensibilidad nerviosa. Alterna vasodilatación y vasoconstricción.

Según la técnica empleada, los baños pueden clasificarse en:

Baños simples

Pueden realizarse tanto en una bañera como en un tanque o una piscina. La finalidad que se persigue es únicamente la **relajación del paciente;** por tanto, la temperatura del agua debe de ser entre indiferente y caliente y con una duración entre 15 y 20 minutos, para evitar posibles efectos hipotensores. Dependiendo de donde se realice el baño, tendrá efectos mayores o menores.

Baño parcial de vapor

Son muy conocidos y usados los baños de vapor de cabeza y de cabeza-tronco, simples o con una mezcla de plantas (como eucalipto, eneldo, malvavisco, espliego, tomillo, menta, manzanilla) para el tratamiento de **congestiones nasales, catarros y afecciones del árbol respiratorio superior** (Figura 27). Estas sustancias añadidas al agua nos permiten las inhalaciones. También encontramos baños de brazos y piernas, utilizados como remedio en **dolores artríticos, gota y enfriamientos.**

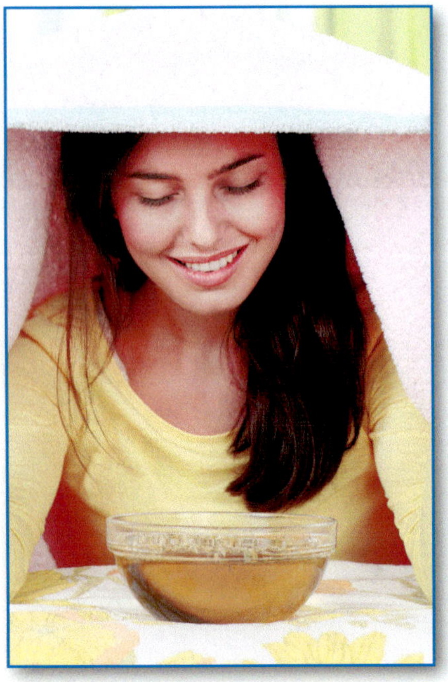

Figura 27. *Baño de vapor de manzanilla.*

Baños de vapor

Para este tipo de baños se emplea el vapor del agua hirviendo o las decocciones de plantas medicinales. Pueden realizarse aplicaciones locales o totales y la temperatura de aplicación oscila entre 40-45 °C. La duración del tratamiento oscila entre 10-20 minutos, provocando **una elevada respuesta metabólica y un aumento de la sudoración** de la zona expuesta. Para aplicar esta técnica, se coloca la zona a tratar sobre la fuente de vapor y con una toalla o manta por encima, para evitar la dispersión del vapor. En las aplicaciones totales, al terminar, es conveniente el reposo del paciente, abrigándolo bien para evitar los enfriamientos bruscos, hasta normalizar su temperatura, requiere unos 30 minutos. En algunos casos, si se desea aumentar el efecto estimulante, después de normalizar la temperatura aplicaremos un **lavado o ducha fría de la zona tratada,** secándola a continuación con energía para favorecer la circulación. Están indicados para **procesos respiratorios, problemas reumáticos locales** y en todos aquellos en los que se busque provocar la sudoración y que, por su localización, sea difícil aplicar otra técnica.

Baños de remolino

El efecto terapéutico se consigue en este caso con los efectos del remolino que se provoca con el agua a presión y el efecto de la temperatura a que se utilice el agua. Tenemos así, por un lado, un efecto de masaje generado por el remolino, que potencia los efectos relajantes del agua indiferente o caliente, al mismo tiempo que estimula el trofismo de la zona sobre la que se aplica. Está indicado sobre todo en **contracturas musculares** o como tratamiento previo en **rigideces articulares** (que no estén en una fase aguda).

Baño galvánico

Otro tipo de baños que se utilizan son los baños galvánicos o baños de Stanger, en los que se utilizan dos agentes físicos combinados, siendo el más importante el **efecto de la corriente eléctrica,** quedando en este caso el efecto hidroterápico como secundario. En ellos se aprovecha la buena conductibilidad eléctrica del agua, mejorándola, si es necesario o si nos interesa, añadiendo **sales minerales** al agua, pero teniendo en cuenta que en este caso se potencia la electroforesis y disminuye el paso de corriente por el organismo del paciente.

Consisten, por lo tanto, en aplicar corriente galvánica mediante baños totales o parciales, generados por la **inmersión de electrodos** en la piscina o recipiente hidroterápico, y conducida por el agua. Se suele requerir una bañera especial y preparada para tal fin (bañera galvánica).

Podemos utilizar dos mecanismos de acción de la corriente galvánica, **disolviendo sal o no.** En el primer caso, produce un efecto de electroforesis en la piel; en el segundo, produce los efectos del galvanismo.

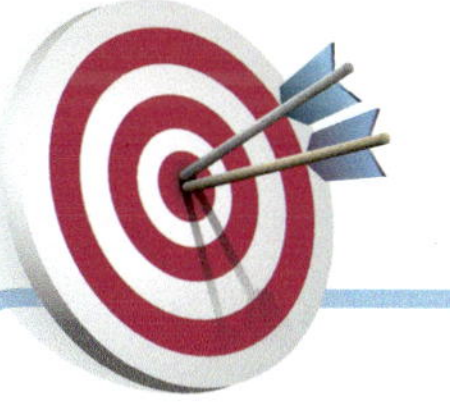

RECUERDA QUE

La bañera que se suele utilizar para el baño galvánico posee un material aislante y está provista de diversos electrodos repartidos por toda la pared interna.

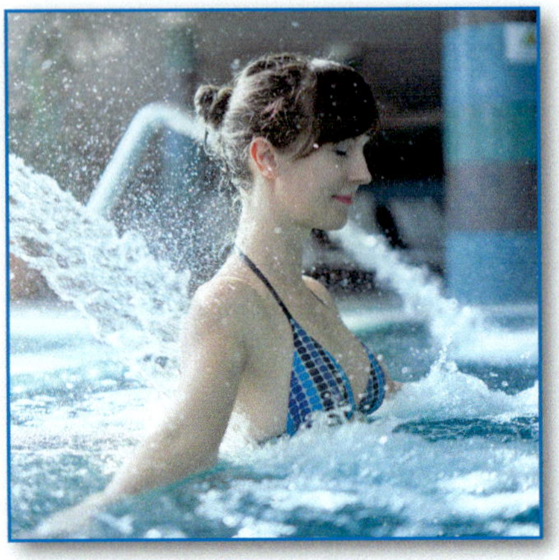

Figura 28. *Hidromasaje.*

Sin sal, está indicado para **problemas reumáticos y algias vertebrales.** Con sal, para **problemas circulatorios.** Duran 10-20 minutos y son de intensidad variable según la tolerancia del paciente.

Hidromasaje termal

Consiste en un chorro a presión que hace un ligero masaje y aumenta la irrigación sanguínea de los tejidos superficiales (Figura 28).

10.2. Tipos de duchas: babosa, de lluvia, filiforme, escocesa bitérmica y nebulizada

Las duchas pueden ser de aplicación general o parcial. En ellas, la temperatura, forma, duración, zona corporal y la presión del agua adquieren un carácter definitorio, marcando las diferencias de aplicación y los efectos conseguidos con cada una de ellas.

Existen varios criterios de clasificación, según:

- La forma en que se produce la proyección del agua sobre el cuerpo.
- La zona corporal donde se aplica.

10.2.1. *Ducha babosa*

Aplicación de la técnica de Kneipp en todo el cuerpo. El agua cae uniformemente, en capa envolvente. La temperatura utilizada es cercana a la indiferente y su aplicación será prolongada, buscando **efecto sedante.**

10.2.2. *Ducha en lluvia*

Puede conseguirse con la incorporación de un dispersor perforado en la manguera, con orificios de 1 cm de diámetro, que consiga una **caída del agua de forma tamizada.** La presión, la temperatura y el tiempo de aplicación vendrán graduados por la tolerancia del paciente, aunque se suele aplicar entre 2 y 4 minutos. Si se aplica a todo el cuerpo, se empezará por los pies, hasta los hombros y descendiendo por el lado contrario del cuerpo.

10.2.3. *Ducha filiforme*

Con orificios de salida menores, de 0,5 mm de diámetro, la salida del agua se produce a una presión entre 6-13 atm. La temperatura es muy caliente, en torno a 42 °C, y el tiempo va desde unos segundos hasta 2-3 minutos como máximo, según tolerancia. Sus efectos dependen del tiempo, pero se emplea **para destruir queloides y como masaje para relajación de contracturas musculares.**

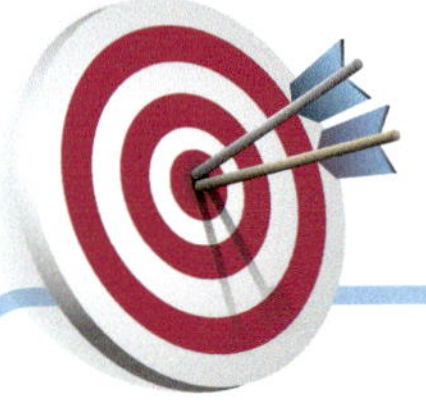

RECUERDA QUE

La ducha filiforme es una técnica de aplicación hidroterápica que se caracteriza por que la salida del agua está polifragmentada, a diferencia de los chorros, en que su salida es por un único orificio.

10.2.4. *Ducha escocesa o de contraste*

Permite beneficiarse del factor mecánico y térmico del agua, puesto que el agua es proyectada a gran presión y se alternan temperaturas frías y calientes. **Requieren un aparataje muy preciso.** Los chorros fríos no tienen una duración de más de 1 minuto, oscilan entre 30-60 segundos a una temperatura entre 20 y 23 °C. Se alternan con chorros calientes de duración mayor (entre 2-3 minutos), y el tiempo total del tratamiento es de unos 12 minutos. La temperatura de los calientes parte de 35-36 °C hasta los 40-42 °C. Presiones elevadas de hasta 4-5 atm. La distancia de aplicación es de unos 3 m. Requiere una **construcción en forma de pasillo,** termina ensanchándose en forma de círculo, donde se ubica el paciente, con dos mangueras.

Provoca una poderosa revulsión. Indicado para combatir estrés, depresión nerviosa, insomnio, ciática, reúma y diabetes, contracciones musculares, problemas circulatorios y celulitis.

10.2.5. *Ducha nebulizada*

El agua pulverizada crea una **atmósfera relajante y estimulante a la vez.** Basada en reducir la salida de agua, pese a utilizar la misma cantidad, incrementa la superficie de vaporización respecto a otros sistemas basados en agua, mejorando el reparto de forma uniforme y reduciendo consumos. Se alternan secuencias térmicas de calor y frío.

10.3. Tipos de chorros

10.3.1. *Chorros de presión*

Se realizan a una presión de 1 a 3 atmósferas, a una distancia de 3-4 m y normalmente de espaldas; de esta forma, al efecto térmico del agua se le añade un efecto mecánico de fuerte presión o masaje. Puede ser a cualquier temperatura, aunque la más habitual es con agua caliente, con un movimiento de zigzag o en S y con un recorrido que puede ir de brazo a brazo, de pierna a pierna, o desde el miembro inferior al hombro contrario, luego al otro hombro y de ahí al otro miembro inferior. La duración total del tratamiento será de 2-3 minutos y está indicado como **descontracturante,** al mismo tiempo que provocan un **gran estímulo de la circulación.**

10.3.2. *Chorros subacuáticos o sin presión*

Se realiza en el interior de una bañera o con solo la zona de tratamiento sumergida. La temperatura del agua, entre indiferente a caliente, de 36 a 39 °C, proyectando el chorro de agua sobre la zona que queremos tratar, a través de una manguera, en la que, en función de la presión que nos interese utilizar, se aplican difusores de diferentes diámetros.

https://www.youtube.com/watch?v=DfElWgxeh78&list=PLtRfzEvoWKtD6iUK2-ZAPiQFXyhXBgKk0

Envolturas

La técnica parte de colocar la manguera a una distancia de entre 10-20 cm de la zona que se va a tratar, desplazándola lentamente con movimientos circulares o longitudinales, evitando la proyección sobre genitales y eminencias óseas. Esta técnica consigue un efecto relajante y descontracturante.

10.4. Tipos de envolturas

Las envolturas consisten en envolver una parte del cuerpo o todo, salvo la cara, con un tejido de tipo poroso húmedo (nunca impermeable, para evitar el efecto de maceración, paños de lana o lino) y después se cubre la zona con otro tejido seco, procurando que la envoltura se ajuste bien a la parte del cuerpo sobre la que se aplica. Estas pueden ser **secas o húmedas, totales o parciales,** y las temperaturas que se pueden utilizar van desde **frías a muy calientes,** según los efectos que se persigan.

10.4.1. *Frías*

Mojamos una sábana porosa y gruesa en agua fría (entre 10-20 °C). Provoca vasoconstricción periférica e incremento de la frecuencia cardiaca (FC). A todo ello se le suman capas secas, o más capas, según el efecto buscado. Hay otro tipo empleado como antipirético, con paño muy mojado renovando cada 15-30 minutos.

10.4.2. *Calientes*

Con idéntico sistema, pero el agua debe estar caliente (entre 40-45 °C), provocando un incremento de la temperatura corporal, sudoración, sedación y relajación muscular. Indicado para afecciones uterinas, urinarias, gastrointestinales, etc. Las envolturas se realizan en decúbito y su duración depende de la sudoración obtenida, entre 30 y 120 minutos en frías, y algo menores en las calientes. Al finalizar, lavar, secar y tapar al paciente para reposar entre 30 y 60 minutos.

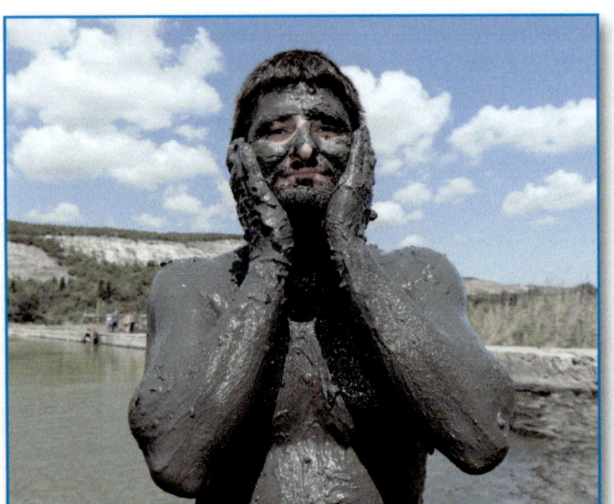

Figura 29. *Baño de lodo.*

Como en todos los tratamientos, sería interesante consultar las contraindicaciones de cada tipo de tratamiento.

10.4.3. *Emplastos*

Consideradas envolturas calientes, se hacen de manera directa con termóforos como **fangos, arcillas, parafangos y parafinas,** o aquellos sustitutivos del agua que mantienen mejor el calor, como las cataplasmas de lino o preparados de heno, que por fermentación llegan a temperaturas de 60 °C que se mantienen hasta 48 horas (Figura 29).

10.4.4. *Compresas*

Consiste en la aplicación sobre una parte del cuerpo de un paño o tejido húmedo, frío o caliente, al que se le puede añadir alguna sustancia medicamentosa, pudiéndose, en algunos casos, cubrir con otro tejido seco. La diferencia esencial con las envolturas consiste en que las compresas no rodean totalmente la zona de tratamiento.

https://www.youtube.com/watch?v=mwNk1oPUYCI

Duchas de Kneipp

10.5. Abluciones, talasoterapia, técnicas SPA, técnicas de masaje de preparación y de recuperación, sauna y *jacuzzi*

10.5.1. *Duchas de Kneipp o abluciones*

Se practican desde la antigüedad, conocidas con el nombre de un párroco de Worishofen, que aplicaba remedios hidroterápicos combinados con dietas especiales y remedios medicamentosos naturales para la "tonificación de los nervios, aumento de la nutrición y restablecimiento de las fuerzas perdidas". Los riegos realizados son duchas de agua fría, sin presión (boca de la manguera mayor de 2 cm de diámetro) y de caudal abundante, aplicado a una distancia de 20-30 cm del cuerpo. Se realizan siempre de forma horizontal sin salpicar al resto del cuerpo, el agua no debe subir más de 5-7 cm. La duración de la aplicación es de 1 a 3 minutos, hasta el enrojecimiento cutáneo o aumento de la sensación de calor.

La técnica consiste en: dejar caer agua fría en el lado derecho del cuerpo y en la parte más inferior de la región que se va a tratar, con el fin de alejar la sangre de la parte afectada, buscando descongestionar. Luego, ir subiendo progresivamente hacia esta y dejar caer allí el agua en forma de manta durante unos segundos; recorrer el resto del cuerpo y finalizar descendiendo con la ducha por el lado opuesto del cuerpo. Tras la ducha, guardar reposo unos 30 minutos, envuelto en manta para aprovechar la hiperemia interior generada. Hay gran variedad de técnicas e indicaciones para los diferentes segmentos corporales, respetando los principios antes mencionados.

10.5.2. *Talasoterapia*

Conocida como el aprovechamiento del agua del mar como agente terapéutico (del griego *thalasos,* mar). Desde la antigüedad se conocen los beneficios del agua del mar, y en la actualidad es una técnica reconocida en todos los países desarrollados, llevada a cabo en balnearios y centros de talasoterapia (Figura 30). Sus fines terapéuticos suman diversos factores:

- Factor climático, clima marino.
- Actínico, de la luz solar.

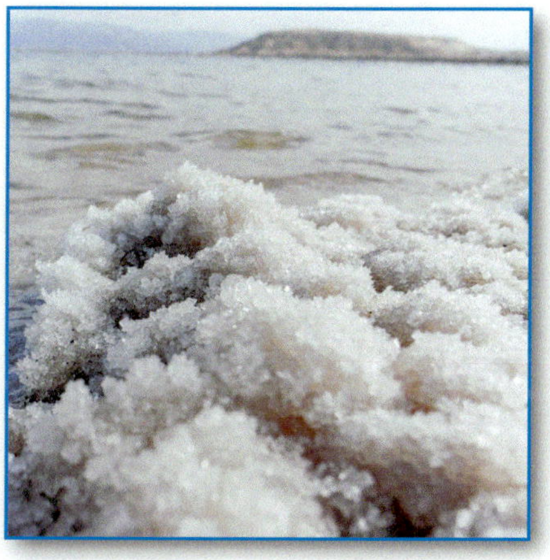

Figura 30. *Beneficios terapéuticos del agua del mar.*

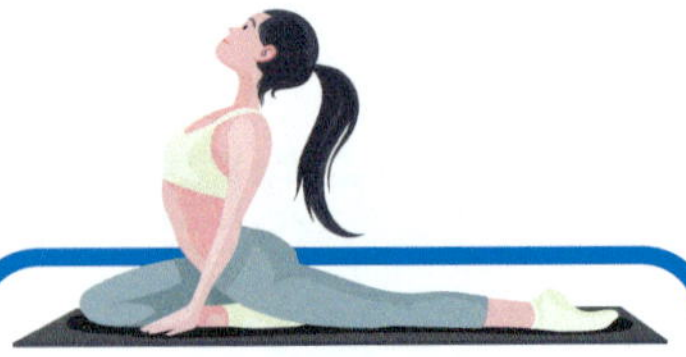

En un spa se ofrecen tratamientos faciales, corporales, masajes generales y particulares, baños individualizados y circuitos, pero también estética, solárium y otros servicios.

- Térmico, baño frío.
- Mecánico, por el movimiento de las olas.
- Químico, por su gran mineralización.
- A modo de aerosol, con la inhalación de aire marino.

10.5.3. Técnicas SPA

La palabra *spa* tiene dos orígenes, pero con el mismo elemento, el agua. Las siglas de *salute per aqua,* "la salud por el agua". Y el origen, la localidad belga de Spa.

Las prestaciones que se pueden ofrecer son: tratamientos faciales, corporales, masajes generales y particulares, baños individualizados y circuitos, pero también estética, solárium y otros servicios y líneas de productos.

Existen dos tipos de *spa:* los ligados a un servicio hotelero y los ubicados en las ciudades (urbanos). Un centro *spa* realiza tratamientos de fisioterapia con técnicas casi exclusivas de hidroterapia (Figura 31).

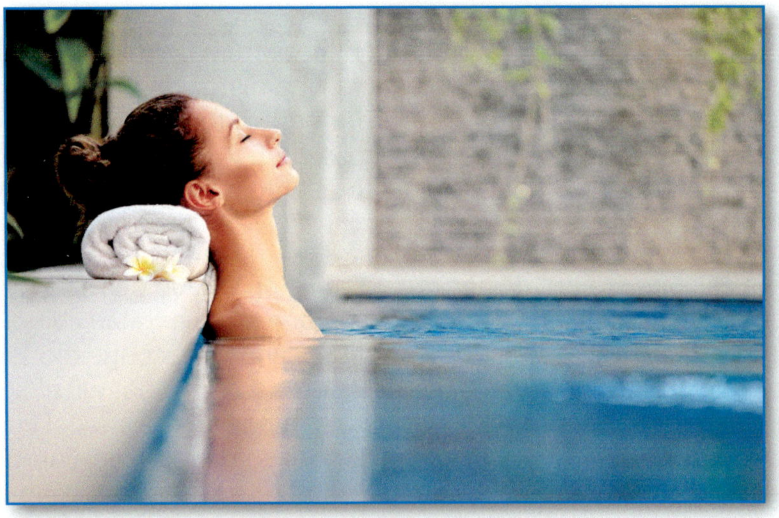

Figura 31. Spa.

10.5.4. Técnicas de masaje de preparación y de recuperación

En este caso hablaremos de masaje combinado con técnicas de hidroterapia, pudiendo reducir el estrés. Tienen varios enfoques:

- **Efecto reparador, sedante y tónico:** disminuye el tono muscular y elimina sustancias de desecho. Se suele aplicar en miembros inferiores, superiores, tronco y abdomen. Las maniobras básicas empleadas son: afloramiento suave al inicio y profundo más adelante, ciclos de amasamiento y vaciado a velocidad lenta, evitando deslizamientos. El tiempo empleado suele ser de 45 minutos a 1 hora.

- **Efecto preparador:** cuyo objetivo es preparar a la musculatura para realizar la actividad física propuesta a posteriori, aplicable a todo el cuerpo pero recomendable a miembros superiores e inferiores, a través de roces y fricciones que permitan incrementar la temperatura muscular de una manera progresiva, con el fin de evitar lesiones ante la actividad física.

10.5.5. *Sauna*

También conocida como baño finlandés, es un **baño bifásico, de aire caliente muy seco, alternado con aplicaciones hidroterápicas frías.** Al ser aire seco, se pueden soportar temperaturas de incluso 80 o 90 °C sin que se abrase la piel.

La fase térmica, en un recinto dc madera calentado por una estufa, con paredes sin pintar ni barnizar. El aire seco y caliente provoca copiosa sudoración. La humedad del aire se mantiene en los límites recomendados 15-20 %. El aire se renueva mediante un sistema de ventilación que saca el aire viciado e introduce aire limpio previamente calentado. Recomendaciones:

- Al principio, es mejor situarse en el banco inferior y tumbado.
- El tiempo de permanencia será de 15 minutos como máximo.
- No es aconsejable tomar más de tres saunas seguidas.

10.5.6. Jacuzzi

Se trata de una **piscina o bañera dotada de hidromasaje** (Figura 32). Candido Jacuzzi inventó el baño de burbujas. Es esencial que la bañera pueda contener a una persona de tamaño normal y que esté cubierta por el agua. Las hay de uso individual o colectivo, con diversidad de formas (octogonal, rinconero, cuadrado, forma de riñón, circular). Existen varios tipos:

- Hidromasaje mediante **burbujas** de aire en circulación ascendente.
- Hidromasaje por medio de **toberas** o *jets* (producen chorro de agua mezclado con aire por medio de sistema Venturi, a presión determinada).

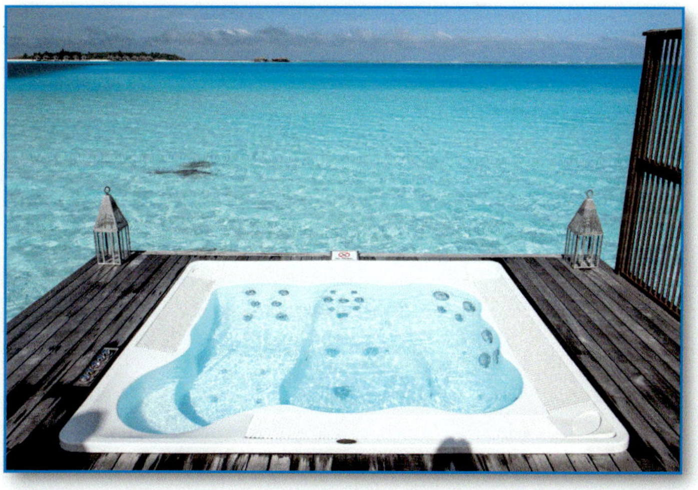

Figura 32. Jacuzzi.

RESUMEN

- ✓ En este capítulo hemos aprendido que la hidrocinesia ofrece unas actividades acuáticas higiénico-educativas que incluyen mayor variedad de recursos y nos ofrecen mejores posibilidades de ejecución; son un **complemento a los tratamientos farmacológicos, ortopédicos y rehabilitadores**. Encontramos diversos programas: de recuperación, de prevención y familiares.
- ✓ La hidrocinesia es muy versátil: puede usarse en numerosas patologías y en diversos campos, como **traumatología, ortopedia, reumatología, neurología, cardiología y neumología**. Sus efectos se producen gracias a las propiedades físicas del agua y por principios derivados de la inmersión.
- ✓ Según el objetivo del programa, puede ser **preventiva y curativa** o **rehabilitadora**.
- ✓ La ejecución del programa se basa en tres etapas, donde el estilo de natación básico es la **espalda** y el segundo, el **crol**.
- ✓ Hay varios tipos de movimientos: **activos** (isométricos, isotónicos), **pasivos** (movilización pasiva simple, autopasiva y posturas) y **pliométricos**.
- ✓ La **fatiga** tiene dos funciones fundamentales: protectora y efectiva.
- ✓ Debe realizarse una **supervisión** constante de pacientes, antes, durante y después del tratamiento.
- ✓ Hay recomendaciones específicas para **colectivos diana**: mujeres embarazadas, mayores de 50, con obesidad, estrés y raquis (cifosis, lordosis y escoliosis).

GLOSARIO

Acciones percutoras: estímulo generado a través del agua que puede aplicarse sobre el organismo acompañado de un factor mecánico de presión, a través de duchas o chorros; tiene efectos de masaje.

Conductividad térmica: describe el transporte de energía en forma de calor a través de un cuerpo con masa como resultado de un gradiente de temperatura.

Isométrica: forma estática de ejercicio en el que el músculo se contrae para producir fuerza sin cambio apreciable en la longitud del músculo y sin movimiento articular.

Isotónica o auxotónica: tipo de deslizamiento en el cual, mediante una fuerza ejercida, se logra un cambio en la longitud del músculo. En este tipo encontramos dos movimientos: el excéntrico, cuando el músculo se alarga, y el concéntrico, cuando el músculo se acorta.

Principio de Arquímedes: principio que señala que todo cuerpo sumergido en un fluido experimenta un empuje hacia arriba igual al peso del fluido que desaloja.

Síndrome general de adaptación: respuesta de adaptación que realiza el cuerpo ante la agresión que le infringimos con el entrenamiento.

Sobreentrenamiento: respuesta poco adaptativa al estrés del entrenamiento y la competencia, habitualmente debido a la exposición continuada cada vez a más altos niveles de cargas de entrenamiento, con pocos periodos de descanso.

Temperatura indiferente: aquella del ambiente próximo, a la que el organismo, en reposo, mantiene su estabilidad térmica sin poner en marcha los mecanismos fisiológicos de termorregulación. Suele ser de 35-36 °C.

ABREVIATURAS Y SIGLAS

Atm: atmósferas de presión.

Ph: presión hidrostática.

SNC: sistema nervioso central.

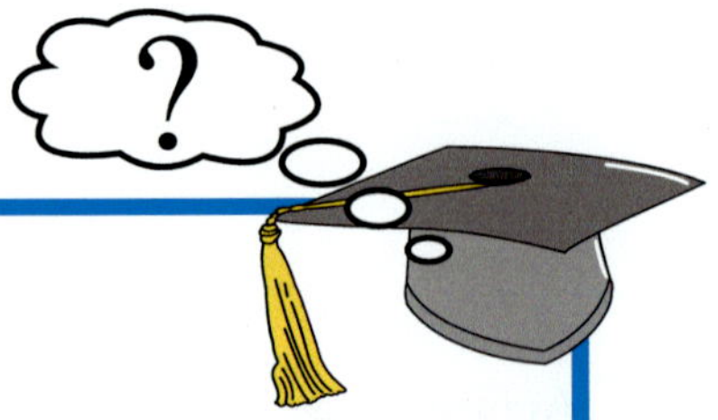

EJERCICIOS

E1. Cita al menos tres indicaciones frecuentes de utilización de las técnicas de hidrocinesia dentro de los siguientes campos: aparato locomotor, neurología, cardiología y otras.

E2. Cita 5 enfermedades que puedan contaminar el agua o no permitan soportar el esfuerzo de la actividad de hidrocinesia.

E3. Completa el siguiente cuadro adaptado a la técnica de hidrocinesia aplicada a un paciente de 25 años.

Velocidad de ejecución	
Control de acciones motrices	
Resistencia	
Impacto articular	
Riesgo de lesión muscular o articular	
Lesión por caída	
Movilidad y amplitud de movimientos	
Intensidad y aparición de agujetas	
Sudoración	
Localización muscular	
Ritmo e intensidad	

E4. Busca 10 centros de *spa* dentro de tu comunidad autónoma, dentro de los cuales haya de los dos tipos. Investiga sobre los tratamientos que ofrecen, adjunta enlace al sitio web y alguna foto.

E5. En grupos, realizad un estudio sobre un centro de talasoterapia de vuestro país y elaborad un Power Point de 20 diapositivas con la información más relevante, imágenes, enlaces, etc. Exponedlo al resto de compañeros de la clase.

EVALÚATE TÚ MISMO

1. ¿Qué programas de recuperación podemos encontrar en hidrocinesia?:

❑ a) Natación sincronizada.
❑ b) Aquasalud.
❑ c) Gimnasia definitiva.
❑ d) Actividades acuáticas adaptadas para discapacidades.

2. ¿Quién se encarga de ejecutar el programa kinesiterapéutico dentro del programa de hidrocinesia?:

❑ a) Técnico deportivo.
❑ b) Fisioterapeuta.
❑ c) Médico deportivo.
❑ d) Monitor de natación.

3. ¿Cuál es el objetivo de realizar un examen kinesiológico previo?:

❑ a) Profundizar y detallar el perfil del individuo.
❑ b) Ahondar en la lesión.
❑ c) Conocer al individuo psíquica, morfológica y funcionalmente.
❑ d) Todas las respuestas anteriores son correctas.

4. Algunos de los efectos de las actividades de hidrocinesia son:

❑ a) Incremento del ph y del dióxido de carbono.
❑ b) Aumento del metabolismo.
❑ c) Reducción de la circulación sanguínea.
❑ d) Empeora la eliminación de productos de desecho.

5. Dentro de los principios mecánicos de la hidrocinesia están las siguientes propiedades:

❑ a) Resistencia hidrodinámica.
❑ b) Principio de homeóstasis.
❑ c) Flotación vertical.
❑ d) Ninguna de las respuestas anteriores es correcta.

6. Puesto que la temperatura es el efecto más usado para generar bienestar y relajación, ¿cuál de las siguientes temperaturas son de tipo indiferente y tienen efecto sedante?:

❑ a) 30-35 °C.
❑ b) 18-30 °C.
❑ c) 28-33 °C.
❑ d) 35-36 °C.

7. ¿Cuáles son los dos estímulos más utilizados dentro del hidrocinético?:

- ❑ a) Principio de Arquímedes.
- ❑ b) Agitación del agua.
- ❑ c) Acciones percutoras.
- ❑ d) Las respuestas b y c son correctas.

8. Los tipos de programas de hidrocinesia se pueden clasificar en:

- ❑ a) Preventiva-curativa.
- ❑ b) Readaptadora-compensatoria.
- ❑ c) Kinesiológica-fisiológica.
- ❑ d) Profundizadora-curativa.

9. ¿Cuál es el estilo de natación básico a realizar en este tipo de programas?:

- ❑ a) Braza.
- ❑ b) Mariposa.
- ❑ c) Crol.
- ❑ d) Espalda.

10. Dentro de los tipos de movimientos en este método, ¿cuál de ellos supone el movimiento del miembro o segmento contra una resistencia, permitiendo un aumento de la fuerza y favoreciendo la elasticidad?:

- ❑ a) Isotónico.
- ❑ b) Concéntrico.
- ❑ c) Excéntrico.
- ❑ d) Isométrico.

11. ¿Qué concepto se define como un conjunto de cambios que experimenta nuestro organismo cuando se encuentra sometido a condiciones extremas de sobreentrenamiento?:

- ❑ a) Fluencia.
- ❑ b) Cansancio.
- ❑ c) Fatiga.
- ❑ d) Ninguna de las respuestas anteriores es correcta.

12. ¿Cuándo se debe realizar supervisión de los pacientes?:

- ❑ a) Antes del tratamiento.
- ❑ b) Durante del tratamiento.
- ❑ c) Después del tratamiento.
- ❑ d) Todas las respuestas son correctas.

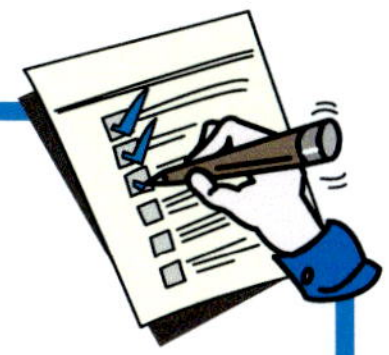

13. **¿Qué tres etapas se diferencian dentro del síndrome general de adaptación?:**

❏ a) Fase de despertador.
❏ b) Fase de fuerza.
❏ c) Fase de gasto.
❏ d) Ninguna de las respuestas anteriores es correcta.

14. **¿En qué tipo de baño la temperatura del agua es de unos 10-18 °C, y no debe ser demasiado prolongado?:**

❏ a) Frío.
❏ b) Bitérmico.
❏ c) Simple.
❏ d) De vapor.

15. **Chorro a presión que hace un ligero masaje y aumenta la irrigación sanguínea de los tejidos superficiales:**

❏ a) Termalismo.
❏ b) *Spa.*
❏ c) Ducha babosa.
❏ d) Hidromasaje.

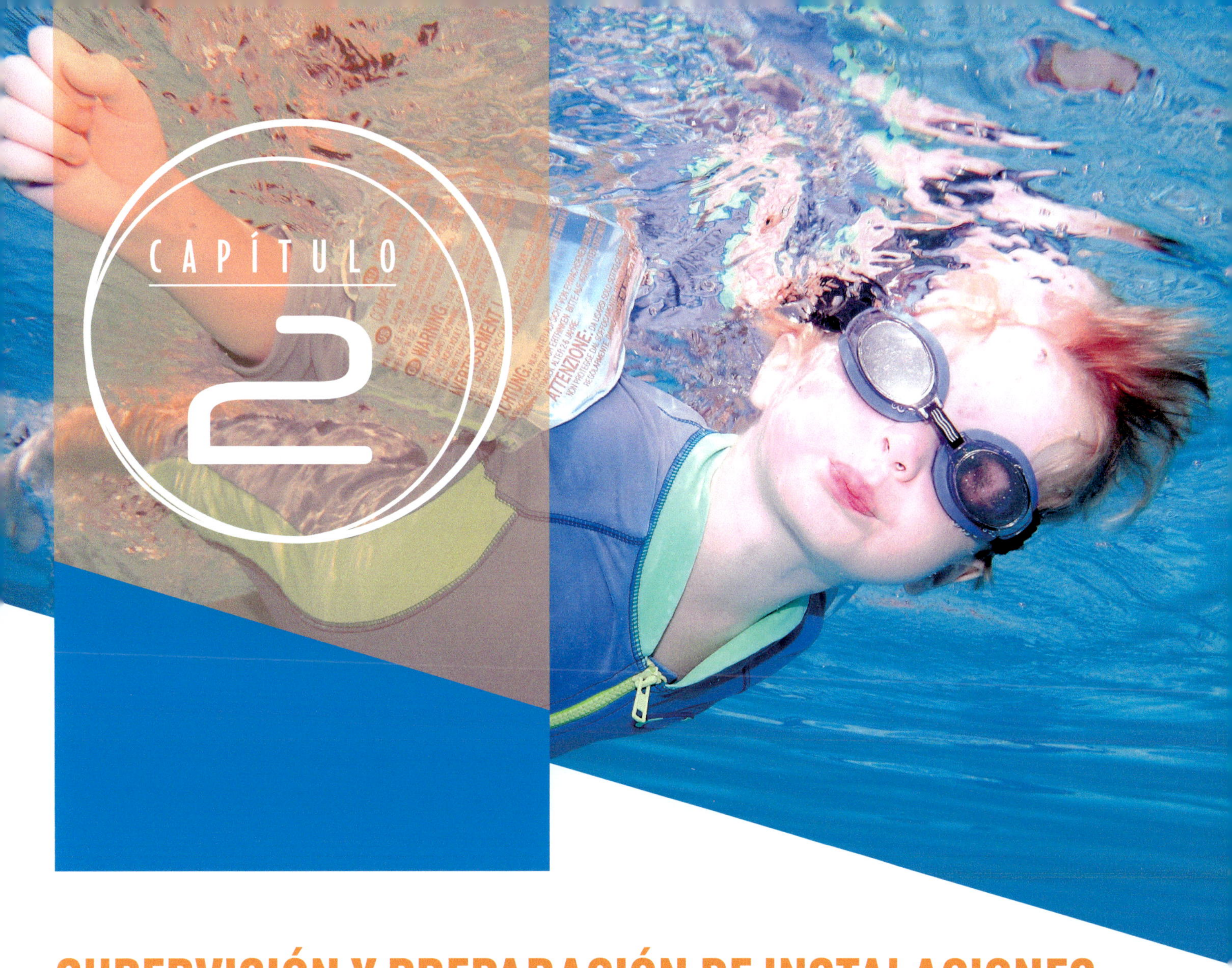

CAPÍTULO 2

SUPERVISIÓN Y PREPARACIÓN DE INSTALACIONES Y RECURSOS EN HIDROCINESIA

Francisco José Cuadrado Ortega

Sumario

1. Espacio acuático para las actividades de hidrocinesia
2. Fichas para el registro de incidencias en las instalaciones y equipamientos
3. Recursos y materiales específicos y de apoyo complementario
4. Conservación y mantenimiento
5. Responsabilidades del Técnico
6. Seguridad y prevención de riesgos en las instalaciones acuáticas
7. Legislación básica sobre seguridad y prevención de riesgos en instalaciones acuáticas
▮ Resumen, glosario, ejercicios y test de evaluación

En este capítulo indagaremos sobre las diferentes **instalaciones y recursos** empleados para la práctica de la hidrocinesia. Profundizaremos en los **espacios acuáticos,** su accesibilidad y funcionalidad para estas actividades, y conoceremos sus características. Vital importancia en estas actividades adquieren los recursos y el **material específico y de apoyo** (de flotabilidad, tanto de aumento de esta, como de resistencia). Repasaremos la **normativa y legislación** sobre construcción, adaptación y mantenimiento de estas instalaciones acuáticas. Por último, prestaremos atención a los **riesgos** de la práctica de actividades en el medio acuático, así como a los **sistemas, criterios de prevención y seguridad** a tener en cuenta en este.

1. ESPACIO ACUÁTICO PARA LAS ACTIVIDADES DE HIDROCINESIA

Los espacios indicados para la realización de actividades de hidrocinesia son:

- Instalaciones de *spa.*
- Complejos deportivos acuáticos.
- Espacios termolúdicos.
- Estaciones termales: balnearios, área termal, villa termal, oasis de salud.
- Centros de talasoterapia.
- Otros.

1.1. Temperatura ambiente y del agua

La **temperatura** y la **humedad** (Figura 1), variará según los programas, pero puede oscilar entre 24-28 °C en los destinados a la natación con movimiento continuo, llegando a 30-32 °C cuando los intervalos de descanso, calentamiento y relajación sean grandes, así como para poblaciones especiales (bebés, embarazadas en actividades relajantes, población con problemas articulares, etc.).

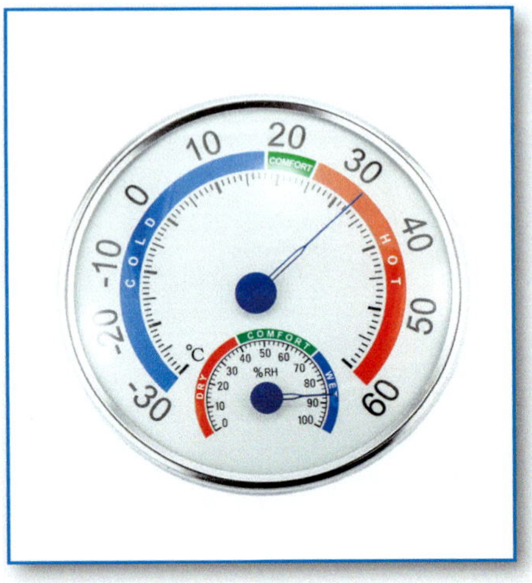

Figura 1. *Temperatura y humedad.*

Mientras, la **temperatura ambiente** deberá estar en consonancia con la temperatura del agua, debiendo renovar el aire continuamente y mantenerlas en todo momento dentro de los límites sanitarios seguros, con una ventilación adecuada. Habrá una temperatura del agua diferente, según el objetivo de la actividad, pudiendo distinguir: aguas muy calientes (> 40 °C); calientes para la relajación (35-40 °C); indiferentes para la hidroterapia (32-35 °C); tibias para ejercicio (24-31 °C); para competición (25-28 °C); frías para crioterapia (16-23 °C).

En el caso de la **profundidad**, dependerá de la propia instalación, pero se puede definir en función de cada programa. Lo recomendable, aunque no siempre posible, es disponer de varios vasos y varias profundidades, puesto que en cada una de ellas la motricidad será diferente. No debemos olvidar las propulsiones verticales, ya que en muchos programas fuera de la natación son recomendables y adecuadas.

En la Tabla 1 se ofrece un resumen con la temperatura ambiente y del agua, y la profundidad, en función de las distintas actividades.

Características de las piscinas con respecto a los programas — TABLA 1

Programa	Temperatura	Ambiente	Profundidad
Aquagym	29-30 °C	1-2 °C por encima de temperatura vaso	1-1,20 m
Bebés	31-32 °C	1-2 °C por encima de temperatura vaso	1-1,20 m
Deportivo-entrenamiento	27-28 °C	1-2 °C por encima de temperatura vaso	1,80 m
Educativas	29-30 °C	1-2 °C por encima de temperatura vaso	1-1,20 m
Embarazadas	30-31 °C	1-2 °C por encima de temperatura vaso	1-1,20 m
Terapéutico	30-31 °C	1-2 °C por encima de temperatura vaso	1,80 m

1.2. Requisitos de seguridad

Las **condiciones sanitarias** se regirán por la legislación propia de cada Comunidad y serán revisadas concienzudamente, debiendo estar una persona encargada de ello durante toda la jornada (personal de mantenimiento). Además, se tendrán en cuenta otros aspectos necesarios y muy importantes para el buen funcionamiento de la instalación, como: iluminación, nivel acústico, nivel de confort, protección del sol (para piscinas con zona al aire libre), etc.

En cuanto a la **seguridad** de la instalación, hay que tener en cuenta varios aspectos (Figura 2):

- Piso antideslizante (pavimento).
- Señalización de diferentes profundidades de la piscina.
- Necesidad de ducha antes de entrar en la piscina.
- Diferenciación entre zona de pies sucios y pies limpios.
- Señalización de los accesos a la piscina, vestuarios y zona de acompañantes.
- Acceso a personas con movilidad reducida.

https://www.juntadeandalucia.es/organismos/educacionydeporte/areas/formacion-investigacion-medicina/investigacion-innovacion-deportiva/paginas/seguridad-instalaciones-deportivas.html

Decálogo de Seguridad en Instalaciones Deportivas. Junta de Andalucía

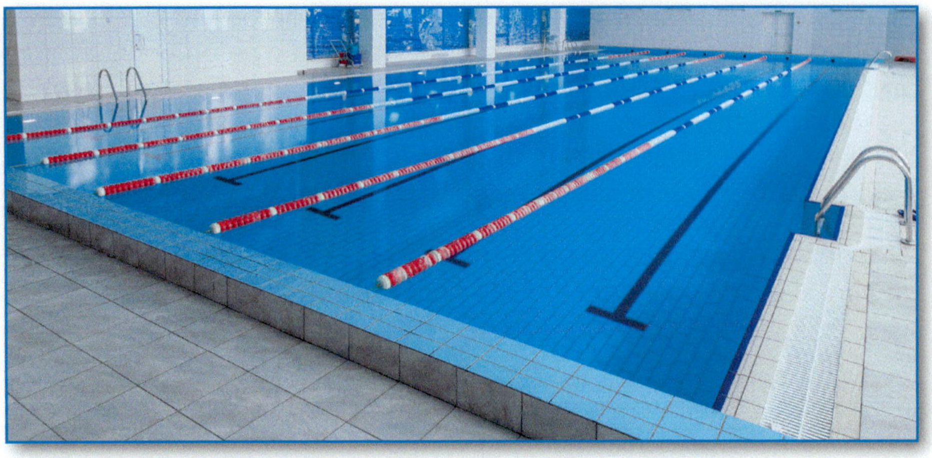

Figura 2. *Seguridad de la instalación.*

En cualquier caso, deben ser claras las **normas** y el medio de darlas a conocer, tanto a nivel particular, cuando se comienza el programa, como su recuerdo, a nivel general. Especialmente, irán dirigidas al ámbito de las **emergencias, seguridad, higiene e hidratación.**

1.3. Adaptación de espacios acuáticos convencionales

Si encontramos instalaciones convencionales sin las adaptaciones anteriormente mencionadas para la práctica de este tipo de actividades, nuestra recomendación es realizar un estudio para conocer el interés de los usuarios por esta actividad, pudiendo llevar a cabo actuaciones que permitan adaptar dicha instalación a las necesidades requeridas para la práctica.

1.4. Tipo de suelo y tipo de vaso

En la Tabla 2 se describen los tipos de suelo y de vaso de los espacios más significativos y usuales, así como otros factores ya mencionados.

2. FICHAS PARA EL REGISTRO DE INCIDENCIAS EN LAS INSTALACIONES Y EQUIPAMIENTOS

Es muy importante mantener un **registro** con las **incidencias** que apreciamos, con los desperfectos o deterioros que se produzcan en los materiales y equipamientos en las instalaciones.

No hay una ficha estándar para todas las instalaciones, pero nuestra recomendación de ficha (Tabla 3) debería incluir información como:

Tipos de piscinas y características

TABLA 2

Tipo de piscinas	Temperatura ambiente	Temperatura del agua	Tipos de suelos	Longitud	Profundidad y pendiente	Altura libre
Enseñanza	Constante, a temperatura entre 2 y 3 °C superior a la del agua de dicho vaso, máximo 28 °C	En cubierto debe ser de 25 °C ± 1 °C	Material impermeable, fácil limpieza, en muros extremos antideslizante hasta 0,80 m bajo el agua	Desde 12,5 x 6 m hasta 20 x 10 m	Máxima 1,30 m Pendiente del 2 al 6 %	Mínimo 3,50 m
Natación	Constante, a temperatura entre 1 y 2 °C superior a la del agua de dicho vaso, máximo 30 °C	De 25 a 28 °C Recomendada: 26 °C	Material impermeable, fácil limpieza, en muros extremos antideslizante hasta 0,80 m bajo el agua	Desde 25 x 12,50 m hasta 50 x 25 m	Mínima 1,8-3 m Máxima 2,25-3 m Pendiente del 2 al 6 %	Mínimo 4 m
Chapoteo	Constante, a temperatura entre 2 y 3 °C superior a la del agua de dicho vaso, máximo 28 °C	En cubierto debe ser de 25 °C ± 1 °C	Material impermeable, fácil limpieza, en muros extremos antideslizante hasta 0,80 m bajo el agua	Pueden diseñarse de formas variadas, pero sin recodos, ángulos y obstáculos que dificulten la circulación del agua, su limpieza, la vigilancia o puedan resultar peligrosos para los usuarios	Máxima 0,40 m Pendiente del 2 al 6 %	Mínimo 3 m
Recreo	Constante, a temperatura entre 2 y 3 °C superior a la del agua de dicho vaso, máximo 28 °C	En cubierto debe ser de 25 °C ± 1 °C	Material impermeable, fácil limpieza, en muros extremos antideslizante hasta 0,80 m bajo el agua	Pueden diseñarse de formas variadas, pero sin recodos, ángulos y obstáculos que dificulten la circulación del agua, su limpieza, la vigilancia o puedan resultar peligrosos para los usuarios	Mínima 1 m Máxima 1,4 m Pendiente del 2 al 6 %	Mínimo 4 m

la tarea realizada, la fecha y hora de revisión, la persona que la realiza, la zona o instalación donde se ubica la incidencia, el estado del material o equipamiento, breve descripción de la incidencia y si se ha podido solucionar o no, así como la solución dada al respecto, fijar la próxima fecha de revisión.

TABLA 3 Ficha de registro de incidencias

Ficha registro de incidencias	
Fecha/hora:	
Persona que la realiza:	
Zona/instalación de la incidencia:	
Estado de la incidencia:	
Breve descripción de la incidencia:	*Adjuntar imagen*
Tarea realizada:	
Solución propuesta:	
Fecha próxima revisión y solución:	

Una vez realizada la intervención en la incidencia y la cumplimentación de la ficha, se debe comunicar y hacer llegar esta al encargado o responsable de la instalación en relación a esto, para realizar un seguimiento del incidente.

3. RECURSOS Y MATERIALES ESPECÍFICOS Y DE APOYO COMPLEMENTARIO

Los recursos y materiales que se pueden utilizar en el medio acuático se basan en tres principios fundamentales:

1. Flotación.
2. Resistencia.
3. Peso.

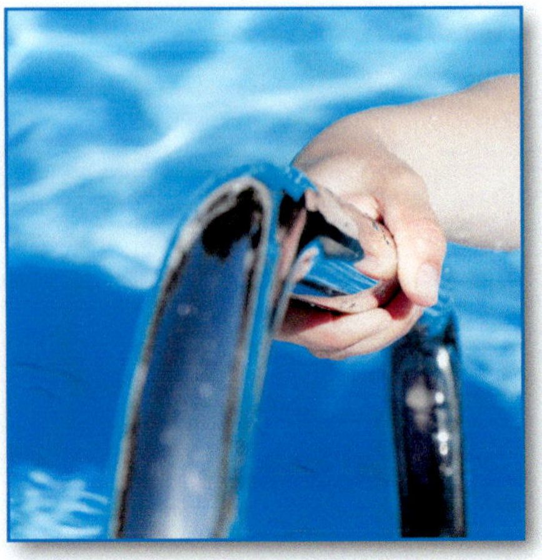

Figura 3. *Barandilla de piscina.*

Para realizar los distintos tratamientos, el fisioterapeuta cuenta con una serie de **accesorios** que actúan sobre la estabilidad del paciente en el agua, la flotación o la resistencia, y que pueden servir de apoyo para la realización de los distintos movimientos del paciente:

- **Estabilizadores:** permiten o ayudan a mantener la posición a adoptar para realizar los ejercicios. Por ejemplo, los asientos fijos sumergibles, regulables en altura; las camillas verticalizadoras sumergibles sobre una plataforma sumergible y regulable; las barandillas fijadas al perímetro de la piscina (Figura 3), las amarras o cuerdas flexibles que permiten fijar al paciente en posición suspendida, cinturones de plomo, etc.

- **Que aumentan la flotabilidad:** accesorios cuyo fin es aumentarla, entre los cuales se incluyen los manguitos, las boyas, las tablas de natación (Figura 4), los flotadores cervicales, las barras-boya: flotamanos *(buoy-bars),* etc. Aunque es la dirección del movimiento la que va a determinar si este se verá ayudado o si generará resistencia.

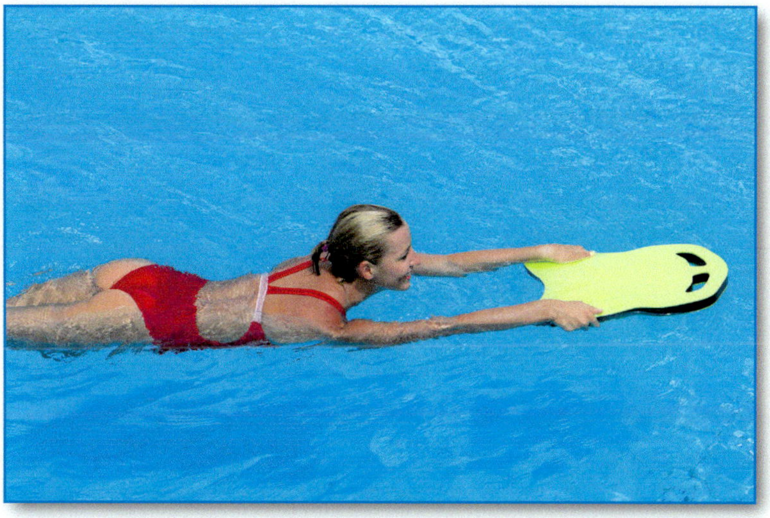

Figura 4. *Tabla para aumentar la flotabilidad.*

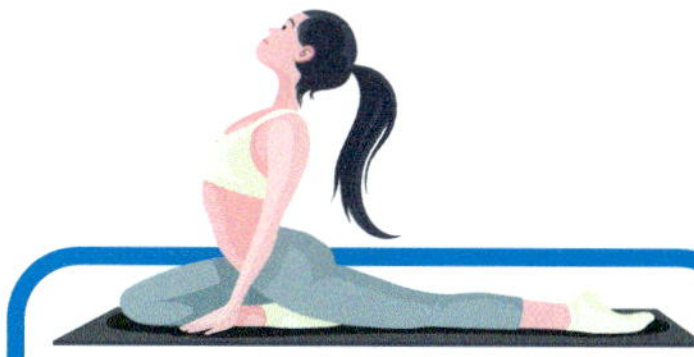

Los recursos y materiales que se pueden utilizar en el medio acuático se basan en tres principios fundamentales: flotación, resistencia y peso.

- **Que generan resistencia por su flotabilidad:** en su mayoría, aumentan la resistencia al movimiento variando la forma o el volumen del miembro que se desplaza; también los hay que generan una turbulencia adicional, como las aletas, los guantes de natación, las paletas de mano, campanas, pesas, etc.

3.1. Accesorios que aumentan la flotabilidad

Este tipo de accesorios facilitan los ejercicios en zonas profundas, incrementan la fuerza y la resistencia muscular y pueden usarse para brazos y piernas.

- **Burbujas de corcho:** hacen que la parte inferior del cuerpo tenga movimiento libre, permitiendo aumentar la capacidad de movimiento.
- **Manguitos** (Figura 5): elementos habitualmente inflables que se colocan en los brazos y que sirven para ofrecer flotabilidad a quien los utilice; posibilitan movimientos fluidos del resto del cuerpo.
- **Boyas:** objetos empleados para la flotación y asociado por tónica general al salvamento, ya que se suelen emplear como apoyo para este fin. Suelen estar compuestos de plástico o material flotable.
- **Tablas de natación:** también conocidas como *pull-boys,* especie de almohadillas de gomaespuma que facilitan algunas posiciones de suspensión; su fin principal es la flotación.
- **Flotadores cervicales:** ayudan a mantener la cabeza erguida y fuera del agua; flotador cómodo, seguro y útil para realizar ejercicios en el agua.

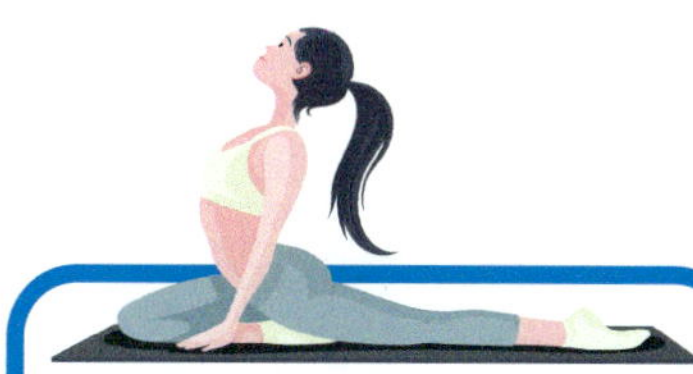

Este tipo de accesorios facilitan los ejercicios en zonas profundas, incrementan la fuerza y la resistencia muscular y pueden usarse para brazos y piernas.

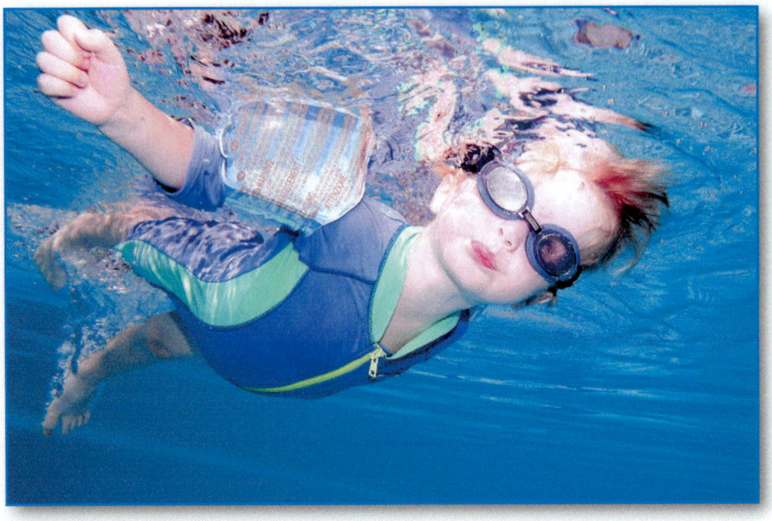

Figura 5. *Niño con manguitos.*

- **Churros:** cilindros de gomaespuma con gran flotabilidad y estabilidad que permiten realizar diferentes posiciones para ejecutar los ejercicios.
- **Barras-boya:** pequeñas barras fabricadas para trabajar en el agua y aumentar la resistencia al hacer presión con los brazos contra ella. También se utilizan como flotadores. Es mejor empezar de menor a mayor tamaño.
- **Flotamanos** *(bouy-bars):* elementos empleados para permitir la flotación de esta parte de nuestras extremidades, cuyo carácter depende del tamaño de dichos miembros.
- **Otros:** aros, planchas, etc.

3.2. Accesorios que generan resistencia por su flotabilidad

Este tipo de accesorios incrementan la dificultad del movimiento a través del medio acuático.

- **Aletas** (Figura 6): pueden ser largas, medias y cortas, según el tipo de ejercicio que queramos realizar. Su característica principal es la resistencia, pero también se usan para entrenar la fuerza.
- **Guantes de natación:** guantes con los dedos unidos mediante membranas para aumentar la resistencia en el agua.
- **Paletas de mano:** pueden ser pequeñas, medianas, grandes y gigantes, según el objetivo del ejercicio a realizar. Característica principal: trabajar la fuerza, la hipertrofia, la resistencia, la técnica.
- **Tablas de pies *(kickboards):*** tablas rígidas para obtener resistencia y flotabilidad. Pueden usarse de diferentes modos.
- **Pesas** (Figura 7): su característica principal es el peso y se usan sobre todo para entrenar fuerza y resistencia según su forma y tamaño.
- **Otros:** las botas a modo de tobilleras, las muñequeras, etc.

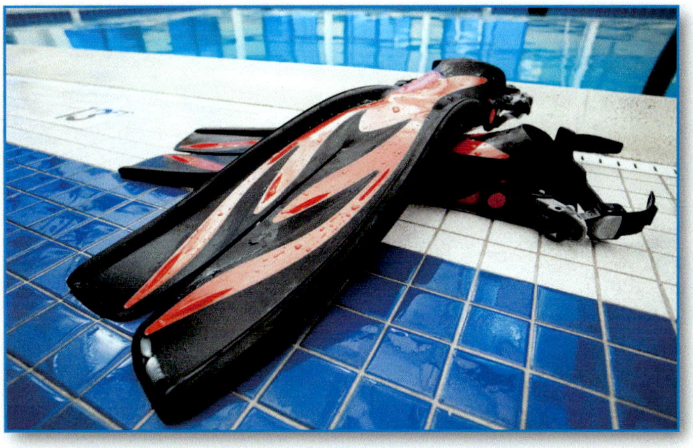

Figura 6. *Aletas.*

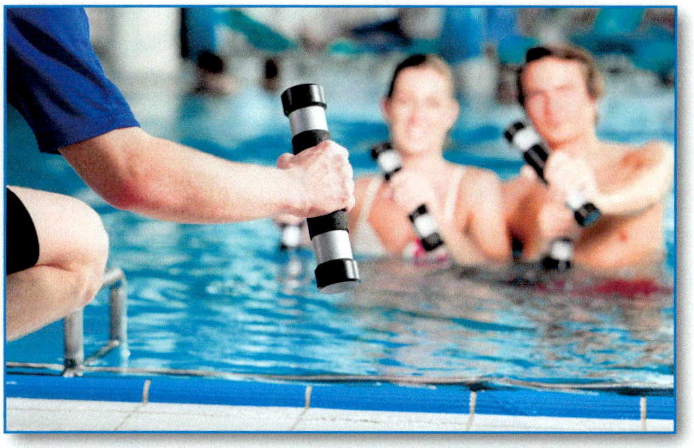

Figura 7. *Pesas.*

3.3. Combinación de accesorios de flotación y aparatos estabilizadores

Según las necesidades y los objetivos planteados, también se puede utilizar una combinación de **accesorios de flotación y aparatos estabilizadores,** como un chaleco con amarras laterales. A medida que avancemos en el tratamiento iremos prescindiendo de la estabilización y luego del accesorio de flotación. Todo ello, buscando la autonomía del paciente y el trabajo progresivo de mayor implicación muscular y motora.

3.4. Ayudas técnicas

Habitualmente son empleadas con el fin de permitir al paciente realizar las diferentes ejecuciones técnicas de manera correcta, de la mano del terapeuta. Consisten en **apoyos en zonas concretas,** que facilitan y permiten el movimiento, y que, según el enfoque que adopten por parte del Técnico Deportivo, ofrecerán mayor o menor ayuda, más o menos resistencia, etc.

Se debe tener especial cuidado con este tipo de ayudas si son con contacto manual o corporal, puesto que el paciente se puede sentir incómodo con ese contacto. Es muy importante saber las zonas exactas de ayuda (Figura 8).

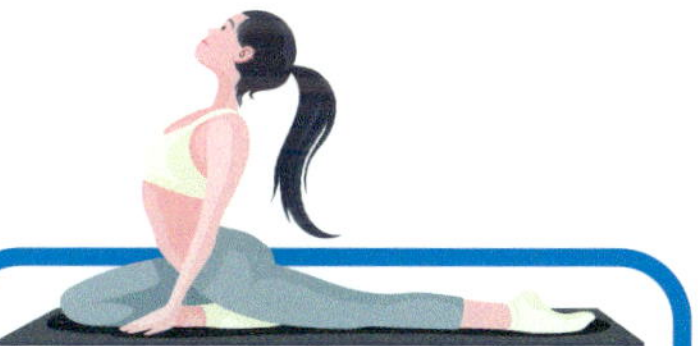

A medida que avancemos en el tratamiento, iremos prescindiendo de la estabilización y del accesorio de flotación, buscando la autonomía del paciente y el trabajo progresivo de mayor implicación muscular y motora.

4. CONSERVACIÓN Y MANTENIMIENTO

Siendo muy amplio el concepto de –equipamiento de piscina–, incidiremos sobre algunos elementos que presentan unas necesidades de conservación y mantenimiento específicas, como poyetes, corcheras, escaleras, elevadores para discapacitados y señalizaciones de competición, etc. Se prestará especial atención a la **estabilidad** de los elementos y la **desinfección** de las superficies que entran en contacto

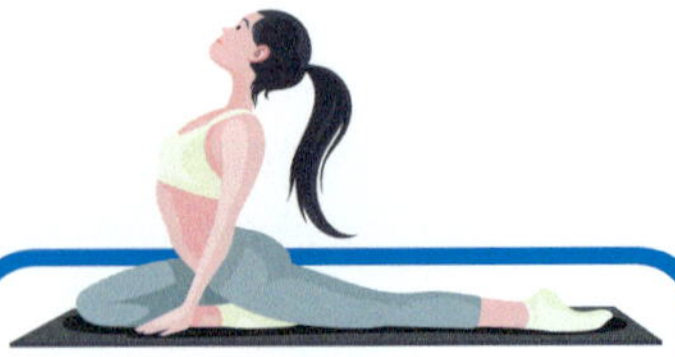

Todo equipamiento que se instale en una instalación deportiva debe tener unas instrucciones de mantenimiento del fabricante.

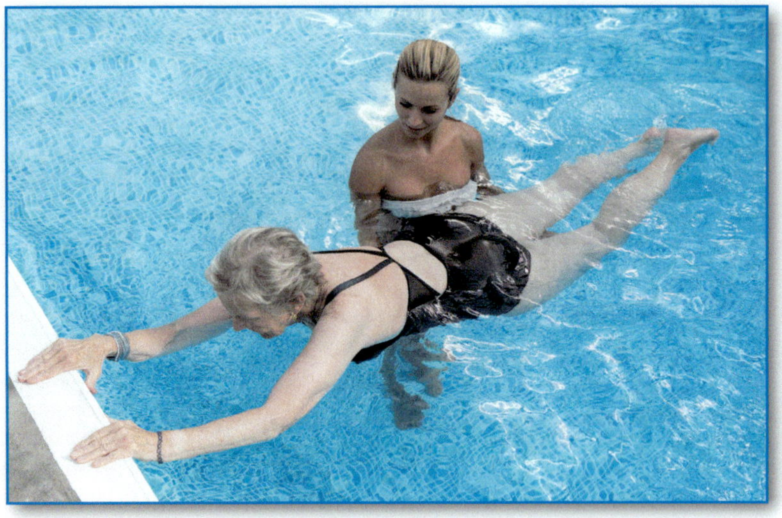

Figura 8. *Aplicación de ayuda durante la terapia acuática.*

con los usuarios. Se aconseja la revisión de control para el equipamiento de piscinas. Las frecuencias de revisión, limpieza o inspección de algunos materiales serán diarias en el caso de los más utilizados y que requieren una atención constante, como las corcheras, elementos flotantes, escaleras, anclajes, peldaños, elevador, pavimentos, etc. Semanal o mensual, para inspección de grietas, deformaciones en suelos o escaleras, poyetes y elevador, tensión de cuerdas, etc. Y bimensual, trimestral o anual, para engrases, mecanismos, vaciados del vaso y limpiezas a fondo de este, etc.

4.1. Procedimientos de supervisión y mantenimiento de materiales

Todo equipamiento que se instale en una instalación deportiva debería tener unas **instrucciones de mantenimiento** del fabricante. Se deberá recopilar toda la información disponible al respecto. Estas operaciones pueden oscilar desde un simple engrasado y puesta a punto, para los equipos más simples, hasta una planificación exhaustiva para equipos complejos, como los marcadores o la maquinaria de última generación, con componentes mecánicos y electrónicos en el mismo equipo.

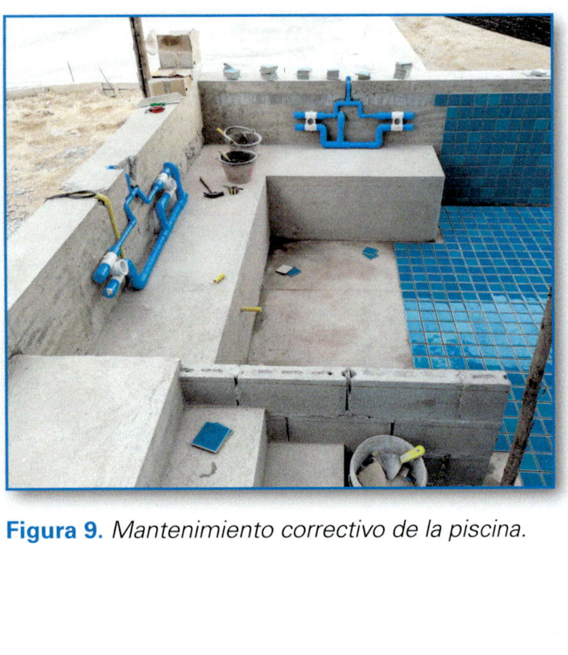

Figura 9. *Mantenimiento correctivo de la piscina.*

Así pues, deberemos disponer de un **plan de mantenimiento** para cada equipo específico que nos deberá suministrar el fabricante, o bien, si no existe, deberemos realizarlo nosotros atendiendo a sus materiales, estructura, uso, gestión, etc.

Además de planificar el **mantenimiento preventivo** de nuestros equipamientos deportivos, deberemos tener en cuenta que a veces hay que realizar operaciones de reparación **(mantenimiento correctivo),** y que estas operaciones no se deben dejar a la libre opinión del operario de mantenimiento de la instalación (Figura 9).

Es conveniente que también se tengan en cuenta y se describan las principales operaciones de mantenimiento correctivo que se pueden llevar a cabo, para que la reparación se realice con éxito y se mantengan intactas las propiedades que el deportista demanda al equipamiento.

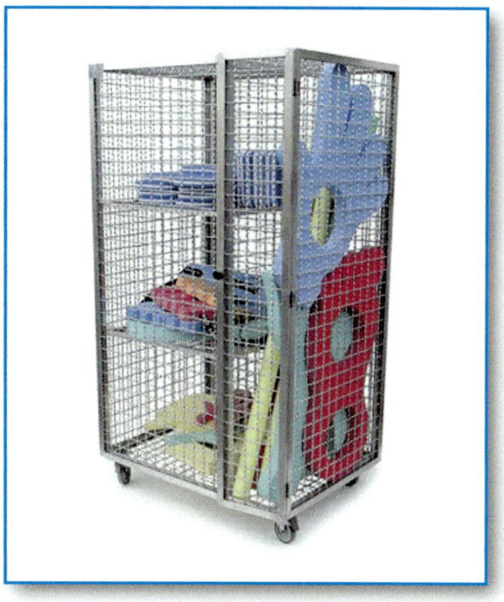

Figura 10. *Jaula de rejas con ruedas para almacenar el material.*

4.2. Condiciones de almacenamiento

Para el adecuado mantenimiento de los materiales empleados para las actividades de hidrocinesia, su control y orden, es imprescindible la **colocación** de estos tras su utilización. La ubicación y conservación en los espacios adecuados alargará su vida útil. Para ello, se deben utilizar jaulas, almacenes con baldas, armarios o estanterías apropiadas para cada tipo de material, con el tamaño y la capacidad suficiente para que no produzca un exceso de peso que podría producir deformaciones o roturas de los elementos colocados en las partes más bajas.

El material de hidrocinesia debería guardarse en **jaulas de rejas con ruedas** (Figura 10), de cara a facilitar el secado y evitar acumulaciones de agua y humedad.

4.3. Anomalías más frecuentes de los aparatos y del material. Detección y corrección

Es muy importante que semanalmente se haga una supervisión del **inventario** y de la correcta ubicación y colocación de los materiales; si no es posible, se realizará mensualmente. En este sentido, hay que tener en cuenta la utilización que se haga del material del que disponemos: si es empleado por niños para su aprendizaje, si es utilizado para actividades dirigidas, si es utilizado para recreación, etc. Se ha observado, en muchos casos, un mal uso y maltrato del material, en especial por parte de niños menores de 5-6 años, con el material de flotación, que suele ser fabricado con materiales esponjosos y de fácil rotura. Se hace indispensable el control y detección de estos casos para evitar pérdidas de material o una reducción de su uso.

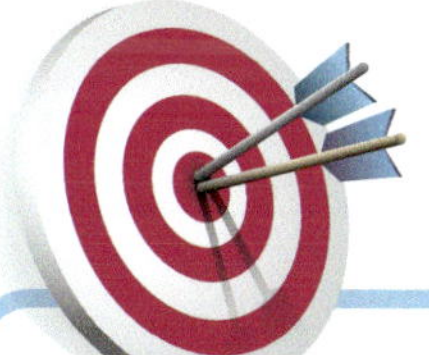

RECUERDA QUE

El material de hidrocinesia debe guardarse en jaulas de rejas con ruedas para facilitar el secado y evitar acumulaciones de agua y humedad.

5. RESPONSABILIDADES DEL TÉCNICO

Debemos conocer las responsabilidades del Técnico Deportivo encargado de ejecutar el programa de actividades de hidrocinesia. Son las siguientes:

- Debe poseer una **formación académica y deportiva** adecuada.
- Debe tener **conocimientos sobre socorrismo y salvamento,** así como contar con la titulación requerida en este ámbito en vigor.

- Su **actualización** debe ser **constante** y adecuada para su labor.
- Debe conocer la habilitación que su titulación posee para los programas específicos que se imparten en las instalaciones acuáticas. Un educador acuático, si se ha especializado, podrá impartir clases de:
  - Iniciación acuática infantil.
  - Actividades acuáticas recreativas.
  - Actividades acuáticas para bebés, para niños de diferentes edades, para adultos y tercera edad.
  - Programas acuáticos de *fitness* y de soporte musical.
  - Natación para diferentes grupos de edades.
  - Entrenamiento personal acuático.
- Podrá impartir **determinados programas** siempre y cuando esté asesorado y cuente con el visto bueno del especialista médico en los siguientes programas:
  - Actividades acuáticas para **gestantes** (Figura 11), discapacitados, personas con enfermedades de riesgo (cardiopatías, procesos oncológicos, enfermedades respiratorias graves, etc.).
  - Natación terapéutica: aplicación de la natación a las patologías específicas, previo informe médico especialista.

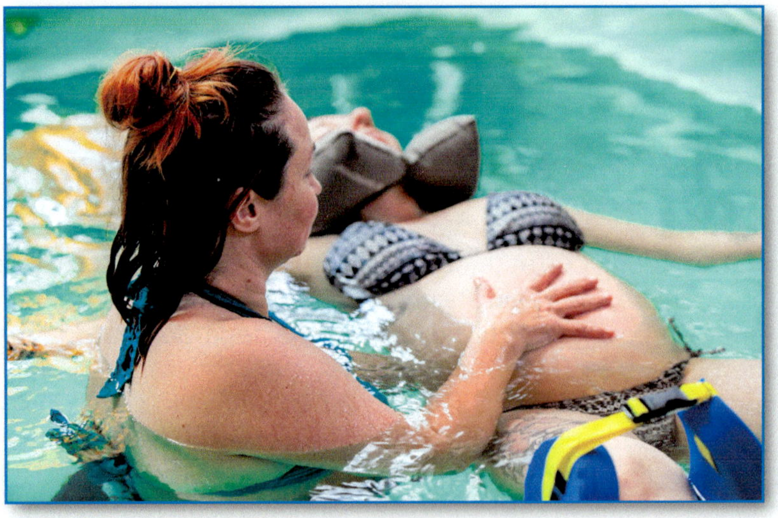

Figura 11. *Actividad para embarazadas.*

- En ningún caso estará habilitado para llevar a cabo actividades de:
  - Diagnóstico de enfermedades y propuesta de programa.
  - Rehabilitación fisioterapéutica, a no ser que sean fisioterapeutas.
  - Programas específicos de patologías.
- Debe **conocer todos los procesos de maduración biológica y psicológica** del ser humano, así como sus etapas evolutivas.
- Debe poseer las características básicas que, según la Metodología de las Actividades Físicas y Deportivas, serán necesarias para impartir clases en este ámbito, destacando: **aptitudes adecuadas, paciencia, entusiasmo,** etc.

- Deberá proponer un **modelo activo y abierto,** conociendo y dominándole a nivel metodológico. De esta forma los conocimientos acuáticos deberán ser completados con conocimientos didácticos y pedagógicos.
- Debe **saber aplicar los diferentes métodos y estilos** de enseñanza según las necesidades de los alumnos.
- Debe **individualizar el programa** de acuerdo a las necesidades del alumnado.
- Debe reconocer los progresos y esfuerzos de los alumnos, **incentivar y respetar** los diferentes ritmos de estos, conociendo y llevando a cabo las teorías de la motivación en la práctica física.
- Debe **conocer las diferentes etapas educativas escolares** en que se pueden encontrar los alumnos y participar de forma activa en los procesos escolares, programando las actividades junto con el profesor de Educación Física para que todos los alumnos, una vez finalizada su etapa escolar obligatoria y postobligatoria, tengan un bagaje de experiencias acuáticas (utilitarias y de seguridad) que les permitan acceder a este medio para desarrollar otros programas acuáticos o náuticos sin peligro, con destreza y disfrute. Será uno de los responsables que deberá certificar dicho dominio básico.
- Debe **conocer el medio acuático,** sus características y todas las posibilidades que ofrece, intentando aplicar todo ello en cada uno de los programas y sesiones.
- Debe saber **transmitir** tanto a alumnos como a sus familias la importancia de la **seguridad en el medio acuático,** tanto en instalaciones públicas o colectivas como en las privadas e individuales.
- Debe **favorecer un entorno agradable y adecuado para la práctica,** siendo consciente de las características que el medio acuático posee y la necesidad de tenerlas controladas antes de la práctica, puesto que un fallo en este ámbito puede suponer un problema de salud para los practicantes.

6. SEGURIDAD Y PREVENCIÓN DE RIESGOS EN LAS INSTALACIONES ACUÁTICAS

Los criterios básicos de seguridad aplicables a las instalaciones acuáticas se basan en el conocimiento de los posibles riesgos derivados de la práctica y de la normativa básica de prevención de riesgos.

Todos los usuarios de una instalación acuática deben cumplir una serie de **normas** para velar por la seguridad y el respeto hacia las demás personas, además de que toda piscina tiene que cumplir una serie de condiciones para evitar cualquier tipo de riesgo o intentar reducirlo. Deberán darse a conocer mediante la colocación de cartelería en zonas visibles de la instalación, en las normas de la matrícula para ser cliente de la piscina o facilitar dicha comunicación por otras vías.

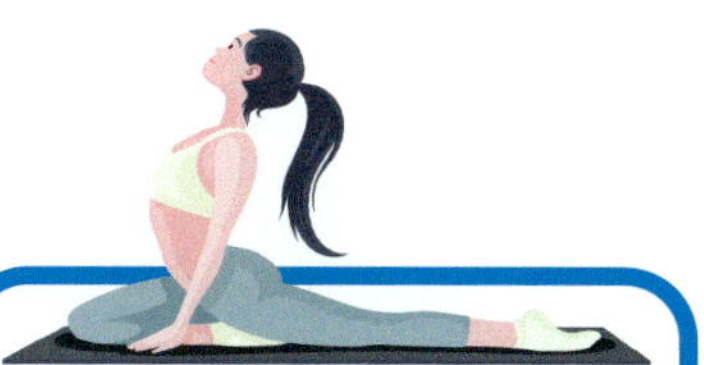

Todos los usuarios de una instalación acuática deben cumplir una serie de normas para velar por la seguridad y el respeto hacia las demás personas.

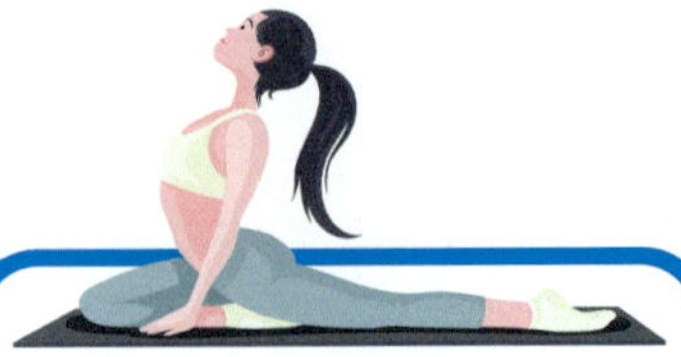

El personal de la instalación y el socorrista velarán por el cumplimiento de la normativa vigente.

Es básico y muy importante:

- Respetar las normas de la instalación (entrada y salida del agua, límites, atención a la profundidad, necesidades de material, etc.), así como informar al Técnico de cualquier problema o circunstancia especial que acontezca durante su desarrollo.
- Reconocer todos los derechos de un usuario acuático y, a su vez, el cumplimiento de todas sus obligaciones.
- Cumplir las normas básicas de seguridad, donde el socorrista no ejerce la función de padre: socorre y hace que se cumplan las normas.
- Vigilar a los menores por parte de los adultos de manera permanente que estén bañándose o jugando cerca de la piscina (Figura 12).
- Nunca dejar la puerta de acceso de la piscina abierta (casas, urbanizaciones, etc.), pues el niño puede ingresar en el recinto.
- Respetar los horarios de la piscina.
- Enseñar a nadar o que el niño aprenda a flotar; aun así, esto no evitará la supervisión continua de los padres. Si no lo domina, es aconsejable que vaya con un elemento de flotación para el baño y disfrute.
- Evitar las zambullidas que puedan generar peligro.
- No acercarse al conducto del filtro, donde la succión es mayor.
- Evitar correr por el recinto, los bordes de las piscinas suelen estar mojados y hay peligro de caída fuera del agua y hacia dentro del agua.
- Respetar el horario de digestión. Siempre introducirse de forma gradual y no inmediata.
- Ducharse antes de entrar a la piscina; es una norma higiénica y una medida de adaptación a la temperatura de la piscina.
- No ingresar nunca a la piscina bajo los efectos del alcohol (Figura 13).

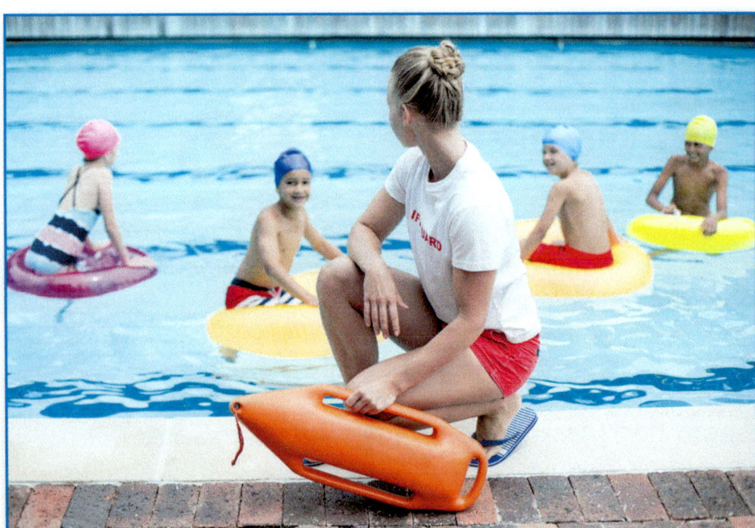

Figura 12. *Vigilancia de menores por parte de la socorrista.*

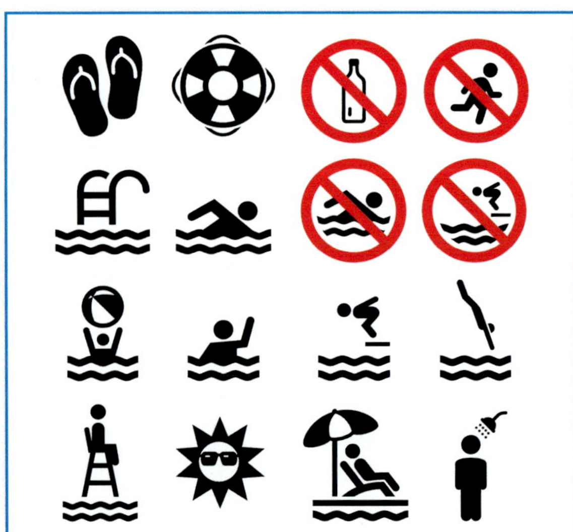

Figura 13. *Algunas normas de uso de la piscina o previas al baño.*

7. LEGISLACIÓN BÁSICA SOBRE SEGURIDAD Y PREVENCIÓN DE RIESGOS EN INSTALACIONES ACUÁTICAS

En las instalaciones acuáticas se aplican las mismas premisas indicadas para el resto de las instalaciones. Sin embargo, estas presentan algunas peculiaridades, por lo que los riesgos son distintos.

Algunos de los riesgos en instalaciones acuáticas están relacionados con las características propias de este entorno y a los que cualquier usuario que transite por él está expuesto, ya sea el Técnico Animador, el socorrista, los participantes en nuestras dinámicas o cualquier otra persona que haga un uso libre de la instalación.

Entre estos riesgos, podemos encontrar las **caídas** por suelo resbaladizo, las condiciones térmicas (exceso de calor y humedad), las **infecciones** por hongos o bacterias, así como la **interacción con elementos químicos,** como el cloro u otros productos empleados para la desinfección o limpieza del agua o de las distintas superficies de la instalación.

En cada instalación acuática existirá una normativa sobre el uso de **calzado adecuado,** tanto para su uso en los espacios complementarios (vestuarios, aseos, etc.), como en la instalación deportiva en sí. El personal de la instalación y el socorrista velarán por el **cumplimiento de esta normativa,** para reducir riesgos derivados de caídas y posibles infecciones cutáneas, además de riesgos derivados de la práctica desarrollada, como excesos de intensidad o duración, que puedan provocar sobrecargas musculares (especialmente en personas poco acostumbradas a nadar). También en actividades lúdicas, donde pueden producirse choques entre participantes o con diferentes materiales empleados en la actividad, y provocarse lesiones por contacto, como contusiones o laceraciones.

https://www.boe.es/boe/dias/2020/07/17/pdfs/BOE-A-2020-8079.pdf

Ministerio de Trabajo

https://www.boe.es/boe/dias/2017/01/02/pdfs/BOE-A-2017-44.pdf

Ministerio de Empleo y Seguridad Social

RESUMEN

- ✓ Los **espacios indicados para hidrocinesia** son instalaciones de *spa,* complejos deportivos acuáticos, termolúdicos, estaciones termales, centros de talasoterapia y otros.
- ✓ La **temperatura y humedad** variará según los programas: desde 24-28 °C para natación con movimiento continuo, hasta 30-32 °C en descanso, calentamiento y relajación, así como para poblaciones especiales.
- ✓ Se distinguen aguas muy calientes (> 40 °C); calientes para la relajación (35-40 °C); indiferentes para la hidroterapia (32-35 °C); tibias para ejercicio (24-31 °C) y para competición (25-28 °C), y frías para crioterapia (16-23 °C).
- ✓ Es muy importante mantener un **registro con las incidencias y deterioros** que se produzcan en los materiales y equipamientos en las instalaciones.
- ✓ La utilización de recursos y materiales se basan en tres principios fundamentales: **flotación, resistencia y peso**.
- ✓ Hay varios tipos de accesorios: **estabilizadores, que aumentan la flotabilidad y que generan resistencia por su flotabilidad**.
- ✓ Las **ayudas técnicas** consisten en apoyos en zonas concretas, para facilitar y permitir el movimiento.
- ✓ Todo equipamiento que se instale en una instalación deportiva debe tener unas **instrucciones de mantenimiento del fabricante**.
- ✓ El material acuático debería guardarse en **jaulas de rejas con ruedas** para facilitar el secado y evitar acumulaciones de agua y humedad.
- ✓ Los **criterios básicos de seguridad** se basan en conocer los posibles riesgos derivados de la práctica y de la normativa de prevención de riesgos laborales.

GLOSARIO

Espacio termolúdico: aquel en el que se practica el termoludismo.

Oasis de salud: lugar relacionado con el bienestar y el relax de los clientes, conformado por el balneario y las instalaciones empleadas para terapias de rehabilitación y relajación.

Termoludismo: uso de las propiedades y beneficios del agua termal con el fin de descansar, recuperar vitalidad y bienestar. Incluye también un espacio *wellness.*

Villa termal: conocida como *Aquis Celenis* en la civilización romana, era un espacio de ocio para la población más adinerada y que estaba incluida en las rutas saludables. Empleaban el uso del termalismo y el agua natural para la rehabilitación y el relax.

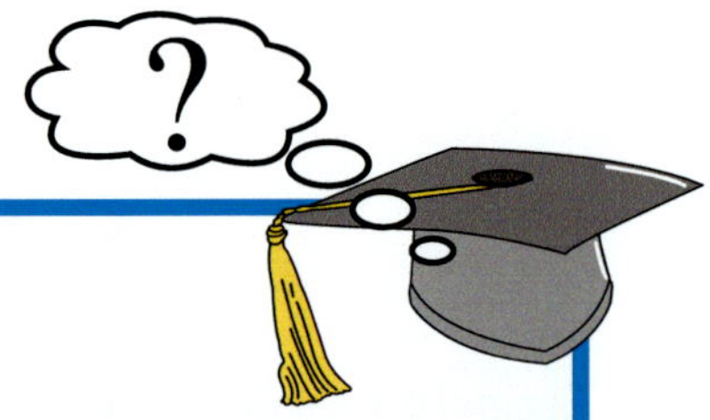

EJERCICIOS

E1. **Elabora una tabla citando al menos 5 espacios indicados para hidrocinética de tu país (los más frecuentados) con fotos, ubicación y web.**

E2. **Elabora una ficha de registro haciendo referencia a una incidencia que te podrías encontrar en una instalación acuática y otra en relación con el material específico visto.**

E3. **Realiza una ficha con los accesorios vistos dentro de cada tipo de recurso utilizado (estabilizadores, que aumentan la flotabilidad y que generan la resistencia por su flotabilidad). Incluye en cada uno de ellos: imagen, descripción, usos habituales y zonas más frecuentes de utilización.**

E4. **Diseña y dibuja tu propia jaula de rejas, ubica el material según la zona que consideres más apropiada. Justifícalo.**

E5. **Diseñad en parejas un plan de seguridad a modo de infografía con los puntos que aparecen en el epígrafe de criterios básicos de seguridad.**

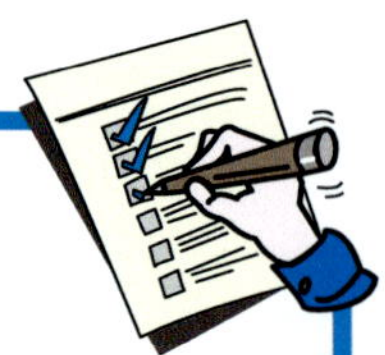

EVALÚATE TÚ MISMO

1. ¿Cuáles de los siguientes espacios son indicados para realizar actividades de hidrocinesia?:

- ❏ a) Centro de talasoterapia.
- ❏ b) *Spa.*
- ❏ c) Balneario.
- ❏ d) Todas las respuestas anteriores son correctas.

2. Uno de los principios fundamentales en el medio acuático para la utilización de recursos y materiales es:

- ❏ a) Flotación.
- ❏ b) Fuerza.
- ❏ c) Velocidad.
- ❏ d) Agilidad.

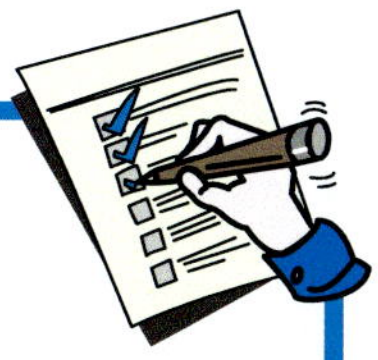

3. Los asientos fijos sumergibles, regulables, y las barandillas son accesorios que pertenecen al grupo de los que:

❑ a) Aumentan la flotabilidad.
❑ b) Generan resistencia por su flotabilidad.
❑ c) Estabilizan.
❑ d) Las respuestas a y b son correctas.

4. Las barras-boya y los flotamanos son accesorios que pertenecen al grupo de los que:

❑ a) Aumentan la flotabilidad.
❑ b) Generan resistencia por su flotabilidad.
❑ c) Estabilizan.
❑ d) Las respuestas a y b son correctas.

5. Las campanas y las pesas son accesorios que pertenecen al grupo de los que:

❑ a) Aumentan la flotabilidad.
❑ b) Generan resistencia por su flotabilidad.
❑ c) Estabilizan.
❑ d) Una combinación de las respuestas a y b.

6. ¿Qué objeto es empleado para la flotación y está asociado al salvamento?:

❑ a) Flotadores cervicales.
❑ b) Manguitos.
❑ c) Flotador.
❑ d) Ninguna de las respuestas anteriores es correcta.

7. ¿Qué objeto es empleado para la flotación de una parte de nuestras extremidades?:

❑ a) Flotadores cervicales.
❑ b) Manguitos.
❑ c) Flotador.
❑ d) Ninguna de las respuestas anteriores es correcta.

8. ¿Qué accesorios pueden ser de tamaño largo, medio y corto?:

❑ a) Tablas.
❑ b) Aletas.
❑ c) Guantes.
❑ d) Pesas.

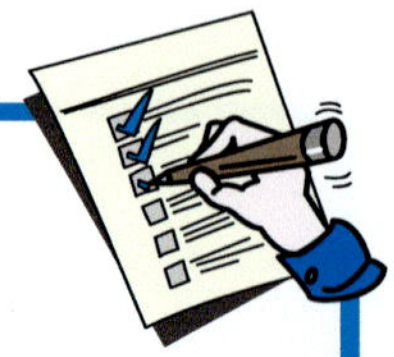

9. A medida que se avanza en el tratamiento, ¿de qué se irá prescindiendo?:

❏ a) Accesorio de flotación.
❏ b) Ayuda técnica.
❏ c) Estabilización.
❏ d) Ninguna de las respuestas anteriores es correcta.

10. ¿Dónde debería guardarse el material de hidrocinesia?:

❏ a) Cajones de plástico.
❏ b) Armarios impermeables.
❏ c) Sacos transpirables.
❏ d) Jaulas de rejas con ruedas.

11. Dentro de los criterios de seguridad, ¿cuáles son básicos e importantes?:

❏ a) Cumplir las normas básicas de seguridad.
❏ b) Obviar las normas de la instalación.
❏ c) Vigilar a todo el mundo.
❏ d) No respetar los horarios de la piscina.

12. Un educador acuático, si se ha especializado, podrá impartir clases de:

❏ a) Competición.
❏ b) Natación para diferentes grupos de edades.
❏ c) Entrenamiento personal acuático.
❏ d) Las respuestas b y c son correctas.

13. ¿Qué debería tener unas instrucciones de mantenimiento del fabricante?:

❏ a) Todos los accesorios empleados.
❏ b) Todos los recursos utilizados.
❏ c) Las respuestas a y b son correctas.
❏ d) Todo equipamiento que se encuentre en una instalación.

14. Empleadas con el fin de permitir al paciente realizar las diferentes ejecuciones técnicas de manera correcta, de la mano del terapeuta:

❏ a) Accesorios de flotación.
❏ b) Apoyos flotantes.
❏ c) Ayudas técnicas.
❏ d) Todas las respuestas anteriores son correctas.

15. Tablas rígidas para obtener resistencia y flotabilidad:

❏ a) *Kickboards.*
❏ b) Pesas.
❏ c) *Bouy-bars.*
❏ d) Barras-boya.

CAPÍTULO 3

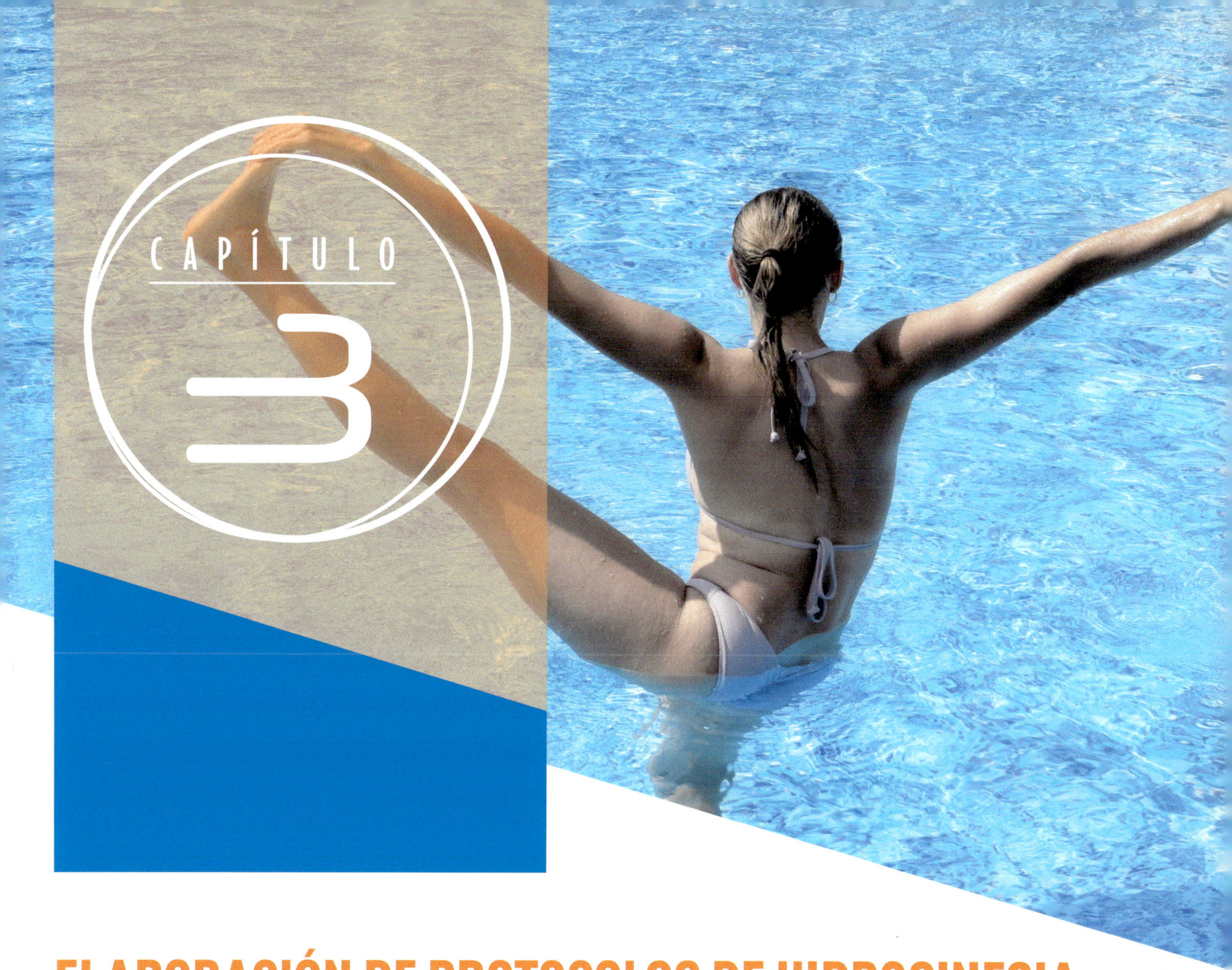

ELABORACIÓN DE PROTOCOLOS DE HIDROCINESIA

Francisco José Cuadrado Ortega

Sumario

1. Diseño de protocolos de hidrocinesia
2. Determinación de objetivos
3. Adecuación de protocolos según perfil
4. Valoración funcional
5. Ejercicios en el medio acuático para la mejora de la propiocepción, tonificación muscular, flexibilidad y resistencia cardiovascular
6. Distribución de los ejercicios
7. Ayudas técnicas para déficits de funcionalidad
8. Técnicas manipulativas
9. Estrategias de motivación hacia la ejecución. Refuerzo de la percepción de logro
10. Técnicas de comunicación. Lenguaje gestual
11. Nomenclatura específica

- Resumen, glosario, ejercicios y test de evaluación

La elaboración de **protocolos** de hidrocinesia se erige como una herramienta muy importante para **planificar y adecuar** los programas de entrenamiento al usuario, según el perfil de este. En este capítulo podremos conocer más sobre todo esto, así como profundizar en la **valoración funcional, programación de ejercicios, adaptación, progresión e individualización** y **ayudas técnicas,** si se requieren en el proceso. Finalizaremos viendo la importancia de la **motivación, comunicación y consecución de los objetivos** en el programa, claves para el éxito del protocolo y del programa pautado.

1. DISEÑO DE PROTOCOLOS DE HIDROCINESIA

Ante la necesidad de ofrecer una orientación a aquellos profesionales que van a encargarse de llevar a cabo los programas de hidrocinesia, se desarrolla y propone el siguiente protocolo, buscando desarrollar unos procedimientos con el objetivo de que sirvan de ayuda a estas personas, a fin de que elaboren su propio protocolo de hidrocinesia, teniendo siempre en la cabeza el fin de **proteger y mejorar la salud y la seguridad** de los usuarios de esta actividad.

Estos protocolos recogen las pautas a seguir en las diferentes áreas y estarán a disposición del personal técnico y de la autoridad de la instalación, siendo aplicable para este programa de actividades.

1.1. Protocolos generales. Prescripciones preventivas

Existen una serie de puntos básicos que deben ser contemplados en este protocolo para cada plan llevado a cabo y son los ocho siguientes:

1. Datos importantes.
2. Información relevante y observaciones.
3. Lesión o deformidad del individuo.
4. Nivel acuático.
5. Personalidad y cualidades volitivas.
6. Individualización y adaptaciones.
7. Disponibilidad.
8. Objetivo.

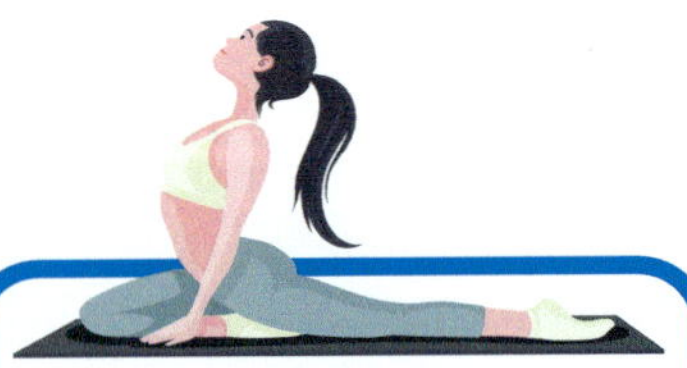

El protocolo de hidrocinesia se elaborará con el fin de proteger y mejorar la salud y la seguridad de los usuarios de esta actividad.

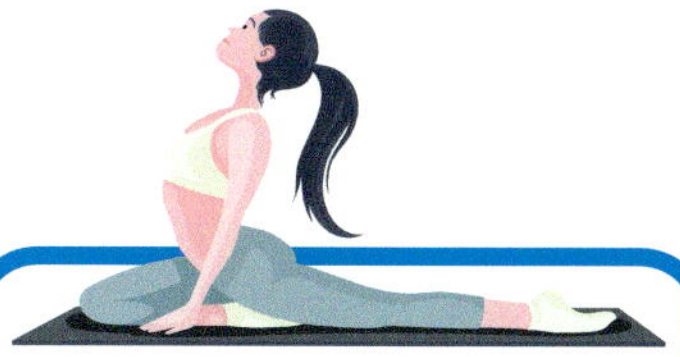

El programa adaptado tendrá en cuenta el nivel, los movimientos y las técnicas específicas para cada perfil de usuario.

1.2. Protocolos de perfil. Niveles, movimientos y técnicas específicas

En base a este protocolo general o preventivo, se deben definir una serie de programas adaptados a los perfiles más habituales que se encuentran en este tipo de programas, y que se adecuará a una serie de factores:

- **Niveles** (iniciación, intermedio, avanzado).
- **Movimientos** (estáticos, dinámicos, acuáticos, en seco).
- **Técnicas específicas** (según la lesión y las adaptaciones individuales)

Definido y seleccionado el programa de ejercicios a seguir en los protocolos de perfil, siempre actuarán bajo los principios del entrenamiento (Figura 1): progresión, individualización, multilateralidad, etc.

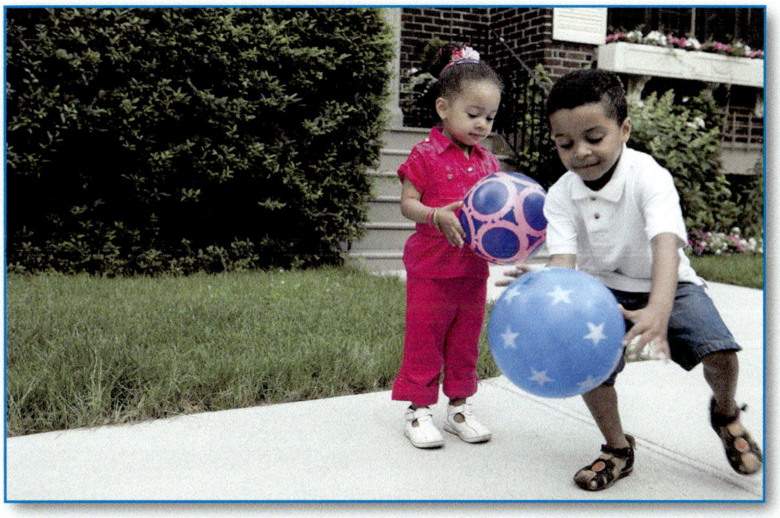

Figura 1. *Multilateralidad.*

1.3. Protocolos de necesidad

Una vez hecho esto, hay que extraer los datos, realizar una interpretación de ellos y adaptar el programa a las posibilidades del individuo con el que se trabajará. Se consideran a estos últimos protocolos, de necesidad. Se producen tras observar y obtener datos del programa elegido. Permiten a los Técnicos y especialistas establecer una coordinación médico-deportiva para confirmar que la elección de la línea de tratamiento es correcta. Se vuelca toda la información a fichas, en informes, para que el enfoque del tratamiento sea el adecuado para tratar la lesión o el problema afrontado.

2. DETERMINACIÓN DE OBJETIVOS

Al comienzo del programa es conveniente determinar y definir los objetivos a alcanzar en las diferentes áreas que comprenden el programa.

Según el usuario que asista al programa, su edad, etapa del crecimiento o nivel acuático, los objetivos serán diferentes. Características similares en pacientes con edades y niveles diferentes hacen diferir el resultado, posibilitando alcanzar los objetivos a priori marcados antes para uno que otro.

INFORMACIÓN IMPORTANTE

Los principales **objetivos** marcados por este programa son:

- Disminuir la desviación de la lesión.
- Estancar la deformidad.
- Permitir el crecimiento estato-ponderal proporcionado.
- Incrementar la capacidad respiratoria y los parámetros ventilatorios.
- Mejorar la flexibilización del raquis.

Para evaluar si el trabajo realizado está siendo el correcto, se deben comparar los resultados con los diferentes puntos de cada área de trabajo (Tabla 1).

TABLA 1 Áreas de trabajo a comparar en el programa de hidrocinesia

Médicos	- Sexo y edad - Talla y peso - Tipo de desviación (radiografía) - Pruebas espirométricas - Pruebas de equilibrio
Kinesiterapia	- Conocimiento de la propia curvatura - Autocorrección postural
Acuáticos	- Nivel acuático - Corrección de estilo - Índices de flexibilidad - Años de práctica

2.1. Planificación de actividades acuáticas y de técnicas complementarias

Este tipo de programa se basa en la combinación de ejercicios de kinesiterapia (gimnasia correctiva) y actividades acuáticas educativas. Se planifica con una duración de 9 meses (tres trimestres, como tónica general en el periodo escolar) y con una programación semanal de 2 sesiones de 75 minutos de duración cada una, distribuidas de la siguiente manera: **30 minutos de kinesiterapia + 10-15 minutos de flexibilidad + 45 minutos de sesión acuática.** En total, unas 72 sesiones.

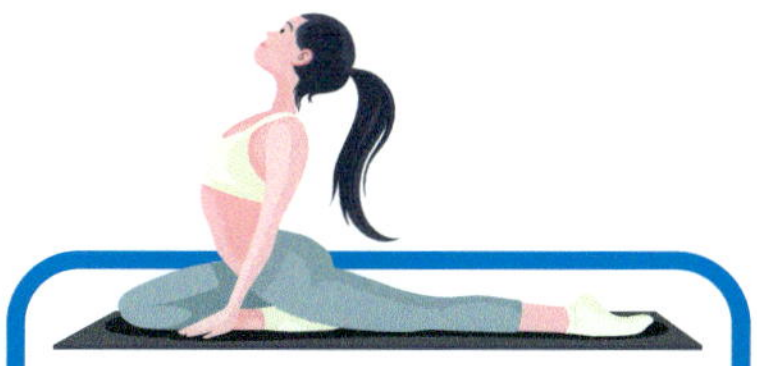

Debemos elaborar un historial y un informe personal del paciente, cuya información se comparará con los resultados previos en cada área de trabajo.

Vimos anteriormente las diferentes etapas de la programación de esta terapia, pero haremos un pequeño resumen con lo principal de cada etapa (Tabla 2):

- **1.ª etapa:** técnicas de estilos y flexibilización de columna.
- **2.ª etapa:** mejora de la técnica de estilos e inicio de la resistencia aeróbica.
- **3.ª etapa:** resistencia aeróbica, potenciación muscular, ejercicios específicos, autocorrección postural.

Etapas del programa de hidrocinesia — TABLA 2

Trimestre	Más trabajo de	Igual trabajo de	Menos trabajo de
1.º	Técnica estilos crol y espalda		Técnica braza Destrezas acuáticas
2.º		Técnica estilos: crol, espalda, braza Resistencia: natación continua	
3.º	Autocorrección Ejercicios específicos	Flexibilidad Abdominales Paravertebrales Basculación pelvis	Ejercicios específicos 10 minutos

2.2. Determinación del seguimiento y evaluación del protocolo. Registro documental

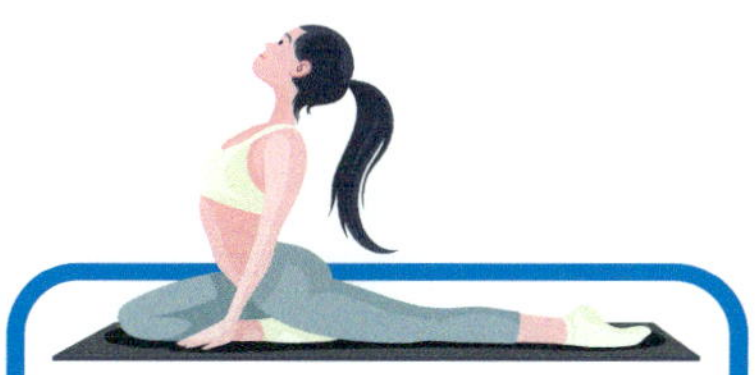

El programa de hidrocinesia combina ejercicios de kinesiterapia (gimnasia correctiva) y actividades acuáticas educativas. Dura 9 meses, con 2 sesiones semanales, de 75 minutos cada una.

Para poder observar y controlar si está siendo adecuado el programa es vital la entrega al responsable del programa del **certificado médico,** donde se especifique el tipo de curvatura y la ausencia de contraindicaciones para hacer la práctica física, fomentando la comunicación y colaboración entre todos los implicados en el proceso: médicos especialistas, fisioterapeuta y Técnico. Es necesario elaborar un breve **historial-informe** (Tabla 3) de cada paciente, en el que anotar las variaciones en el seguimiento del proceso y los cambios experimentados; se comparará con los resultados anteriores en cada área (Tabla 4). Para el registro de los datos y documentos se abre un historial, como antes hemos comentado, pero se utilizan herramientas como el modelo de **ficha** de la Tabla 5, utilizada para las actividades acuáticas.

TABLA 3 Historial personal

Nombre y apellidos	
Dirección	
Teléfono	
Fecha de nacimiento	
Diagnóstico	
Centro hospitalario	
Médico	
Inicio de la actividad	
Fecha visita médica	*Informe médico*
Nivel acuático	
Observaciones	

TABLA 4 Informe de padres

Piscina	
Programa de natación terapéutica:	
El/la niño/a	
Quien pertenece al grupo (x) ha realizado durante el curso 2020/21 el programa de natación terapéutica con la siguiente valoración final:	
Trabajo de kinesiterapia	
Trabajo acuático	
Nivel de asistencia	
Observaciones	
Agradecemos su implicación y atención, y nos mantenemos a su disposición para cualquier observación que desee hacer.	
Atentamente, Fdo.	

Modelo de ficha para programa de natación terapéutica TABLA 5

Grupo:			Trimestre:		Fecha:	
Nombre	Edad	Conocimiento Curva	Autocorrección postural	Conocimiento Ejercicios	Abdominal	*Klapp*-Estático
1: bien; 2: regular; 3: mal.						

2.3. Proceso de instrucción, evolución y mejora

Para el proceso de instrucción de dicho programa es necesario extraer los datos mediante las fichas. Posteriormente, daremos a conocer los resultados que permitan pautar modificaciones o refuerzos de lo que se está realizando con el paciente. Las **actitudes posturales** suelen tener evolución positiva con el mantenimiento posterior de ejercicios flexibilizantes del raquis, actividad acuática (educativa, recreativa o competitiva) y ejercicios específicos orientados a la desviación. Las **deformidades** deberán continuar con el 2.º nivel de especialización para disminuir la patología. La evolución no debe concluir sin el conocimiento de lo que consideramos positivo en la presente etapa. La **mejora** se observará si se alcanzan los principales objetivos que plantea este programa anteriormente mencionados, siendo consideraciones positivas para los pacientes incluidos en el programa.

3. ADECUACIÓN DE PROTOCOLOS SEGÚN PERFIL

Como hemos visto, podemos encontrar unos protocolos que establecen las pautas a seguir por los especialistas según el **perfil de los usuarios** tratados:

- Embarazadas.
- Mayores de 50 años.
- Personas con obesidad.
- Estrés.
- Afecciones del raquis y posrehabilitación.
- Otros.

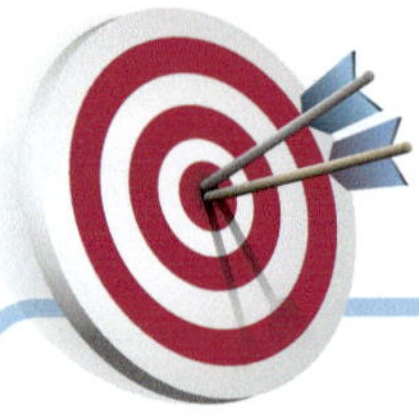

RECUERDA QUE

El uso de la instalación acuática variará en función de la profundidad: poco profunda (programas más estáticos y específicos) y profunda (programas más dinámicos).

Partirán del protocolo inicial con los 8 criterios básicos para definir el programa (datos, nivel, lesión, etc.).

En este apartado nos centraremos más en los **protocolos de perfil,** que siempre seguirán los principios del entrenamiento y adecuarán las técnicas empleadas a las necesidades que surjan por parte del perfil del paciente. Influirán y serán determinantes:

- **La personalidad del paciente** (Figura 2). Tendremos en cuenta aspectos como la capacidad de orientación hacia objetivos a corto, medio y largo plazo; mostrar el sacrificio para alcanzarlos; el vínculo con las cualidades volitivas de la personalidad.

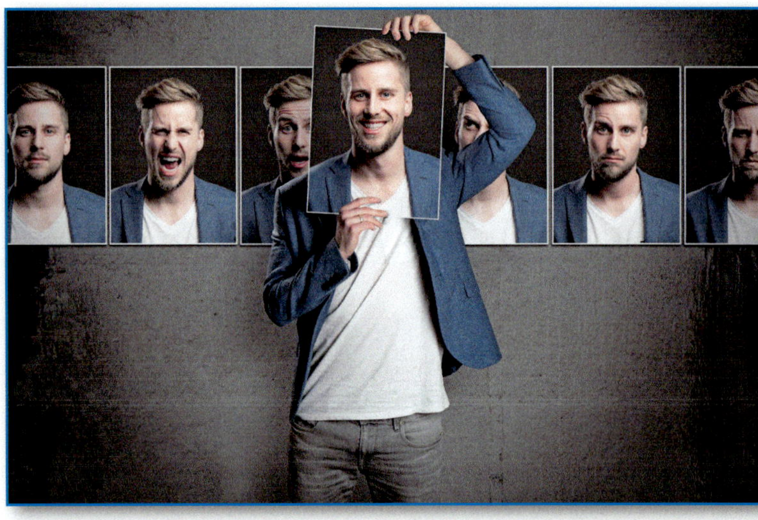

Figura 2. *Es importante tener en cuenta la personalidad del usuario.*

- **La individualización del tratamiento.** Ajustaremos las programaciones a las necesidades y posibilidades en función del perfil del paciente. Nos apoyaremos en los profesionales que utilizarán:
  - El agua como medio potenciador o relajante.
  - Las diferentes cualidades físicas básicas de manera justa y precisa.
  - Materiales diferentes y motivadores.
  - El espacio necesario y adecuado.
- El uso de la instalación acuática con varios fines:
  - **Piscina poco profunda** (programas más estáticos y específicos): de bipedestación, grupos musculares específicos, inmersiones controladas, trabajo asimétrico, materiales fijos fuera/dentro del agua, asistidos, flexibilidad, juegos, etc.
  - **Piscina profunda** (programas más dinámicos): de resistencia, fuerza, velocidad, juegos, coordinación, etc.

De ahí, la importancia de que el Técnico conozca la metodología a utilizar y la adecúe al perfil de los anteriormente mostrados. Actuaremos sobre las lesiones tratadas, determinando las evaluaciones a realizar y las cargas a implantar. Corregiremos según las necesidades y resultados, para poder alcanzar buenos resultados y mejor calidad de vida para los pacientes.

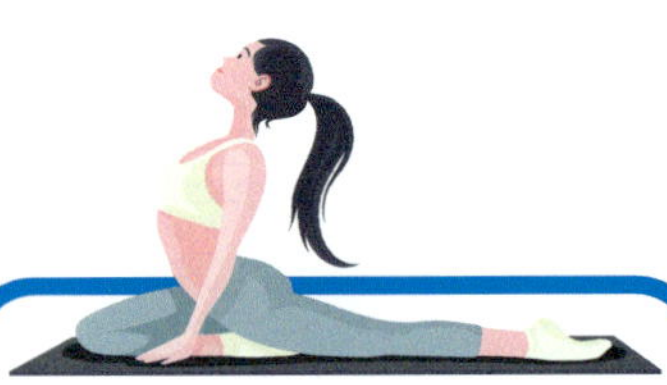

Para diseñar el protocolo de perfil tendremos en cuenta la personalidad del usuario y la individualización del tratamiento.

- **Sesiones semanales:** dependerá de la disponibilidad de la instalación, pero también de las necesidades del paciente y de la implicación de este. Lo ideal es seguir el programa establecido.
- **Objetivos:** cada perfil buscará los suyos, según la asistencia a la actividad, la etapa o el nivel.

AMPLÍA TUS CONOCIMIENTOS

En función del objetivo y según los perfiles, obtendremos los siguientes **beneficios:**

1. Embarazadas: fortalecimiento lumbar y de la región *core,* preparación al parto.
2. Mayores de 50 años: mejora de la coordinación, evitar molestias/dolencias corporales, calidad de vida saludable.
3. Personas con obesidad: instaura una práctica saludable y evita el sedentarismo. Si es posible, se reduce el porcentaje de grasa y mejora la calidad de vida.
4. Estrés: reduce niveles de ansiedad.
5. Afecciones del raquis y pos-rehabilitación: previene problemas asociados al raquis y permite la realización de la vida cotidiana sin problemas ni molestias habituales. Mayor calidad de vida.

4. VALORACIÓN FUNCIONAL

Es necesario realizar una valoración funcional (Figura 3), a través de un **examen kinesiológico** para, a partir de ahí, pautar una **terapia** apoyada en el movimiento, y que permita conocer al individuo psíquica, morfológica y funcionalmente, buscando **profundizar en el conocimiento** de las áreas vinculadas con el movimiento para establecer el programa de trabajo. Este examen se realiza en presencia de los padres y busca conseguir:

- Información del proceso a realizar.
- Profundizar y finalizar el cuadro patológico del individuo, gracias a la información obtenida.

Este examen no busca un diagnóstico, sino evaluar objetivamente para permitir a los especialistas programar un plan de trabajo personalizado en consonancia con los implicados en el proceso.

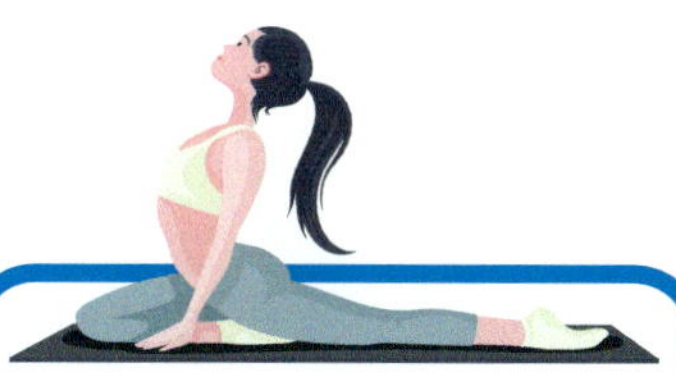

La valoración funcional se realiza en presencia de los padres. Busca conseguir información sobre el proceso a realizar y profundizar en el cuadro patológico del individuo.

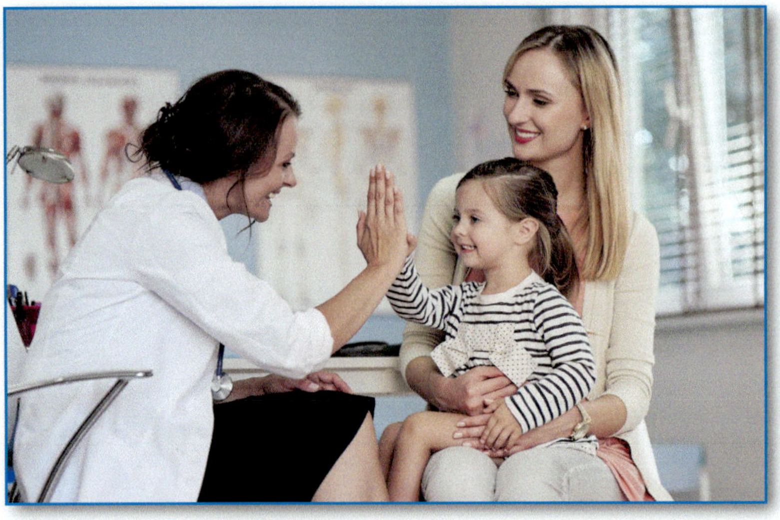

Figura 3. *Valoración funcional con padres.*

En el examen son relevantes los siguientes conceptos:

- La interpretación del diagnóstico médico.
- Posible lectura de radiografías y del informe.
- Examen psicomotor.
- Examen morfológico.
- Examen funcional.
- Evolución.

La valoración funcional se apoya en **el estudio y la observación del comportamiento** mientras adopta distintas posiciones o acciones motrices, por lo que es vital conocer las curvaturas más flexibles en el movimiento por parte del examinador, teniendo cuidado con los vicios posturales y las desviaciones naturales del paciente.

La observación evidencia la adaptación de las curvas y la variabilidad de las diferentes posiciones que se adoptan:

- En bipedestación, las curvas se acentúan.
- Sentados, las curvas pueden invertirse (Figura 4).

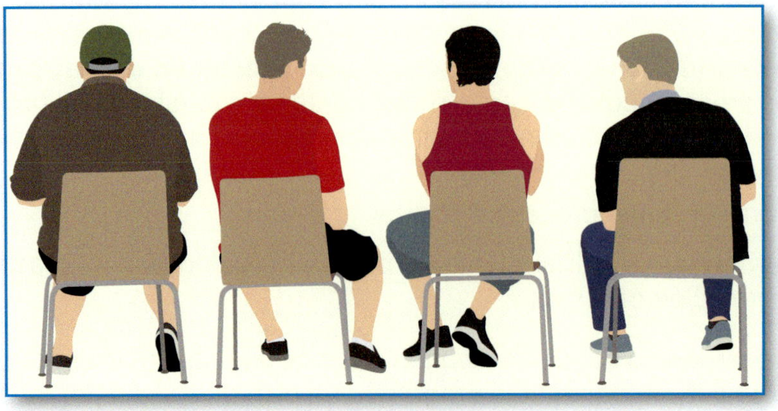

Figura 4. *Curvaturas en posición sentado.*

- En flexiones hacia delante y atrás del tronco, existe gran amplitud de movimiento.
- Las actitudes posturales pueden ser cambiantes.

4.1. Pruebas específicas e interpretación de informes

Detallamos algunas de las pruebas específicas que permiten conocer más sobre la valoración funcional:

- Para valorar correctamente el grado de estructuración de la curva, se realiza el test de Bending. Partiendo de una patología, valorar: en elevación del brazo de la concavidad dorsal; en elevación del brazo de la convexidad dorsal; inclinando el tronco hacia la concavidad lumbar; inclinando el tronco hacia la convexidad lumbar.
- En flexión anterior del tronco se puede observar la gibosidad dorsal.
- Pruebas de equilibrio.
- Pruebas acuáticas: dominio del medio, nivel, coordinación, adaptación, cualidades físicas, respiratorias, etc.
- Pruebas audiovisuales: fotos y videos.

Tras esto, se establecen unas **consignas básicas** que pueden ayudar a que el proceso vaya en la línea correcta de los objetivos marcados:

- Aceptar el papel del monitor.
- Aceptar las posibilidades y limitaciones en el medio acuático (actitudes, deformidades).
- Mostrar dedicación e interés.
- Contemplar la actividad terapéutica como educativa.
- Obtener una actitud familiar positiva e implicada (Figura 5).
- Conseguir concienciación de los padres respecto a sus actitudes corporales como modelo y de los niños, como imagen.

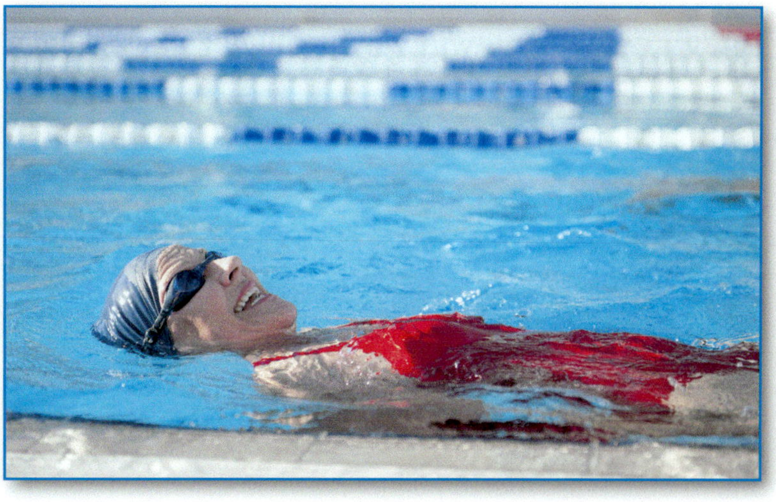

Figura 5. *Actitud positiva e implicada.*

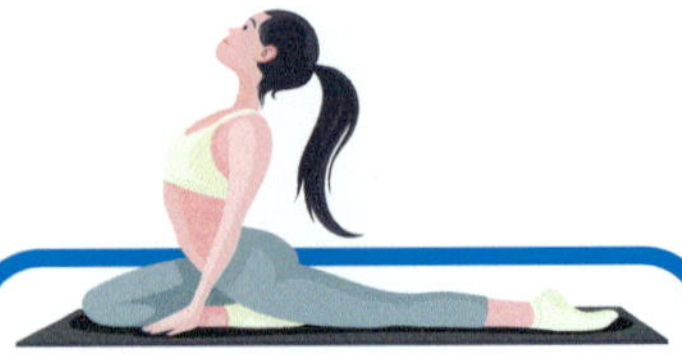

La propiocepción es la capacidad de sentir la posición relativa de las distintas partes corporales; informa al organismo de la posición de los músculos.

5. EJERCICIOS EN EL MEDIO ACUÁTICO PARA LA MEJORA DE LA PROPIOCEPCIÓN, TONIFICACIÓN MUSCULAR, FLEXIBILIDAD Y RESISTENCIA CARDIOVASCULAR

Los ejercicios propuestos en el medio acuático progresarán y se desarrollarán adaptándose a las características de las personas y del dominio del medio, así como del material disponible y de la instalación. La combinación de propiedades que aporta el medio, unido con la flotación, la propulsión y los cambios en el brazo de palanca incrementan o disminuyen la dificultad de las tareas.

- **1.ª etapa:** el movimiento se desarrolla con mayor facilidad gracias a la flotación, favorece el desplazamiento, desde perpendicular a la superficie del agua, a otra horizontal. La flotación será mayor cuanto más se aproxime a la horizontal y con brazo de palanca largo; así que, para progresar, usaremos un brazo de palanca más corto.
- **2.ª etapa:** la flotación se empleará como apoyo. Al inicio, bajo la superficie, para progresar se moverá el segmento corporal a través de la superficie para vencer la tensión superficial.
- **3.ª etapa:** dentro del agua, movilizando lentamente el segmento corporal en posición aerodinámica; ofrece así resistencia mínima, puede crecer si aumentamos la velocidad de la ejecución (Figura 6).

La propiocepción es la capacidad de sentir la posición relativa de las distintas partes corporales; informa al organismo de la posición de los músculos. Está asociada a la coordinación y al equilibrio, y nos ayuda a realizar las actividades cotidianas de forma más eficiente. Cerebro, sentidos y musculatura trabajan de manera conjunta para repartir peso, evaluar cambios del espacio y mantener la bipedestación. El medio acuático estimula el equilibrio y la coordinación.

Estos ejercicios se realizarán en **posición neutra:** con el agua a la altura del pecho y tocando el suelo con la planta de los pies (Figura 6). Apoyamos la mayor parte del peso de nuestro cuerpo en el agua, y al movernos utilizamos la presión y la resistencia del agua.

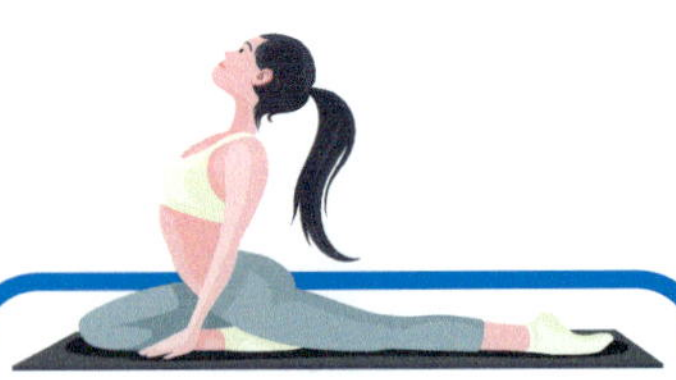

La propiocepción está asociada a la coordinación y al equilibrio, y nos ayuda a realizar las actividades cotidianas de forma más eficiente.

Ejercicios de propiocepción:

- Hacer olas.
- Esquiar.
- Tiempo de marcha.
- Pelota en el pecho.

La **tonificación muscular** es la dureza y firmeza del músculo en reposo y está vinculada a la fuerza y a ejercicios de este tipo (Figura 7). Este tipo de ejercicios son muy importantes en el día a día, ya que permiten

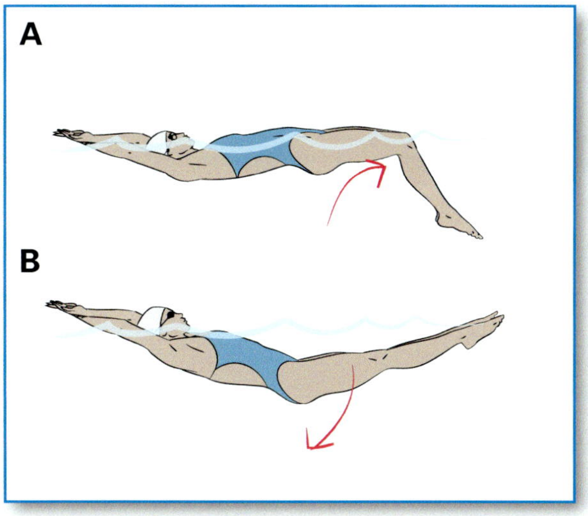

Figura 6. *A. Resistencia al desplazamiento: nado a espalda. B. Posición neutra.*

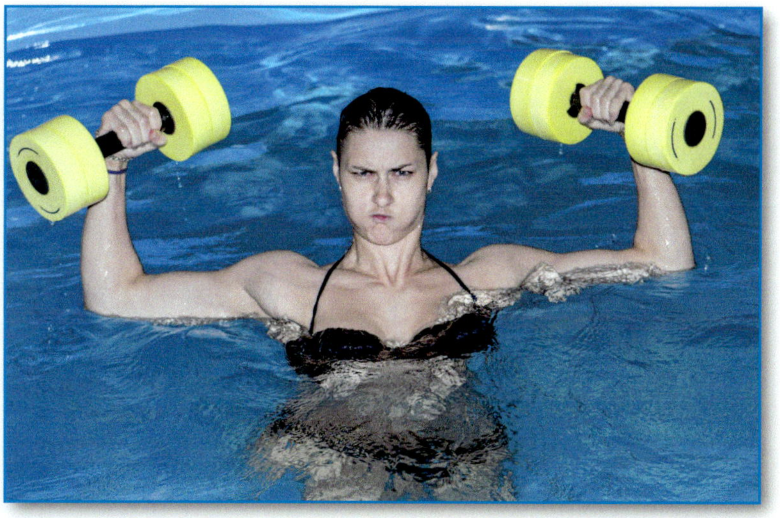

Figura 7. *Tonificación muscular.*

subir/bajar escaleras, elevar pesos y cargas, transportar objetos, realizar las tareas habituales, etc. y es vital para envejecer saludablemente. Estos ejercicios mantienen la masa muscular y el buen alineamiento del sistema musculoesquelético, previenen dolores, facilitan el soporte para una buena postura y, sobre todo, aumentan la calidad de vida. No solo fortalecen la musculatura, sino también los tendones, ligamentos, células, etc. Se realizarán en posición neutra.

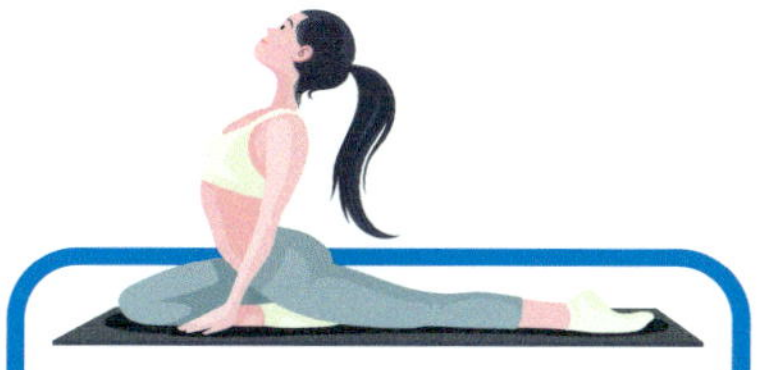

La tonificación muscular es la dureza y firmeza del músculo en reposo y está vinculada a la fuerza y a ejercicios de este tipo.

Ejercicios de tonificación:

- *Curl* de bíceps y tríceps.
- Brazos de canoa.
- Tijeras.
- Saltos.
- Balanceo lateral de miembros superiores e inferiores.
- Elevaciones laterales de miembros superiores e inferiores.
- Giros.
- *Skipping.*

La flexibilidad es la capacidad para mover articulaciones a través de sus recorridos completos. Se busca que las articulaciones alcancen una gran amplitud de movimientos (Figura 8). Ejercicios de estiramiento pueden ayudar a asegurar esta capacidad. La limitación de la flexibilidad aumenta el riesgo de lesiones. Los ejercicios ayudan a aliviar el dolor y la tensión por estrés o posiciones estáticas. Favorece la simetría corporal y la postura correcta, gracias a movimientos más fluidos. Se realizarán en posición neutra.

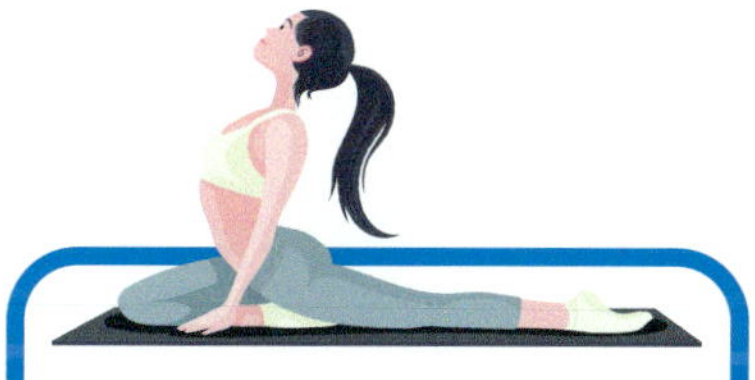

La flexibilidad es la capacidad para mover articulaciones a través de sus recorridos completos.

Ejercicios de estiramientos:

- **Tren inferior:** de cuádriceps, isquiotibiales, glúteos, gemelos, tibial anterior.
- **Tren superior:** de pectorales, tríceps, deltoides, trapecio, general lateral.

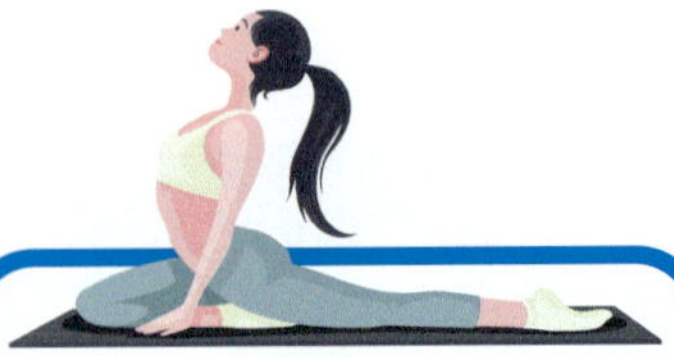

La resistencia es la capacidad para realizar ejercicios prolongados, dinámicos y con intensidad moderada o elevada.

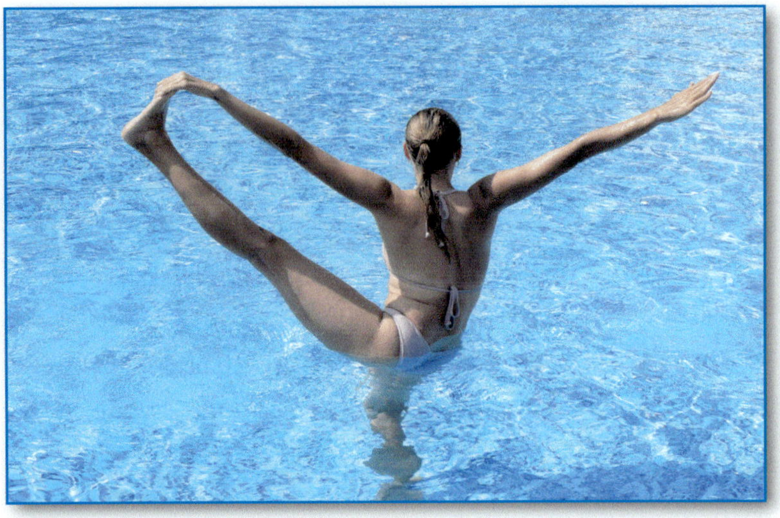

Figura 8. *Flexibilidad en el agua.*

La **resistencia** es la capacidad para realizar ejercicios prolongados, dinámicos y con intensidad moderada o elevada. Depende de la capacidad pulmonar, cardiaca, del sistema nervioso (SN), etc. Los ejercicios mejoran el funcionamiento de los sistemas y hacen más eficiente cualquier proceso necesario durante la realización de ejercicio que implique dichos sistemas. Tiene beneficios a nivel social, psicológico y emocional, entre otros. Estos ejercicios se realizan en posición neutra.

Ejercicios de resistencia:

- Pedalear.
- Pasos en el agua.
- Caminar en el agua con elevación de piernas.
- Patada gigante (patada hacia delante y arriba con pierna estirada, sin llegar a altura de la cadera).
- *Jogging.*
- *Jumping Jacks* acuáticos.
- *Curls* de bíceps femoral.

5.1. Aplicaciones

Las aplicaciones más frecuentes de este programa y de este tipo de ejercicios son:

- **Aparato locomotor:**
  - Enfermedad articular degenerativa.
  - Contracturas.
  - Distrofia.
  - Epicondilitis, bursitis, tenosinovitis y tenopatías.
  - Desviaciones de columna: cifosis, escoliosis, lordosis.
  - Fibromialgia.

- **Neurología:**
  - Hemiplejías.
  - Poliomielitis.
  - Lesiones medulares.
  - Lesiones del sistema nervioso central (SNC): esclerosis, parálisis cerebral, Parkinson.

- **Cardiología y neumología:**
  - Recuperación postinfarto.
  - Insuficiencia venosa.
  - Asma.
  - Bronquitis crónica.

- **Otras:**
  - Preparación al parto.
  - Preparación físico-deportiva.
  - Procesos psiquiátricos.
  - Estrés.

5.2. Contraindicaciones

Como tónica general, las **contraindicaciones** posibles son **escasas,** pero es conveniente conocerlas. Pacientes con:

- Enfermedades que puedan contaminar el agua.
- Procesos o dificultades que no les permitan soportar el esfuerzo.
- Fiebre.
- Insuficiencias orgánicas graves, hepáticas, renales.
- Insuficiencias cardiacas.
- Hipertensión arterial mal controlada.
- Mala forma física y enfermos terminales.
- Insuficiencia circulatoria.
- Afecciones psiquiátricas que empeoren con estas actividades.

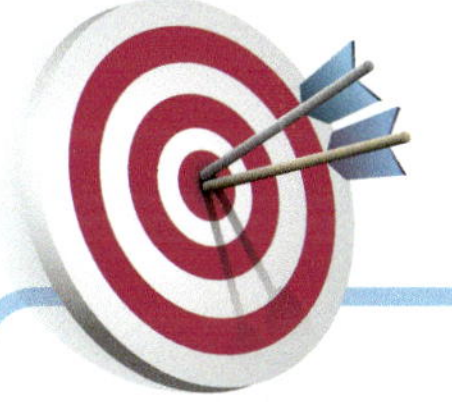

RECUERDA QUE

Contraindicaciones para realizar ejercicios en el medio acuático: enfermedades que puedan contaminar el agua, dificultades que impidan soportar esfuerzo, fiebre, insuficiencia renal, hepática o cardiaca, hipertensión y mala forma física.

5.3. Gimnasia de la actitud postural en el medio acuático

Para la realización de gimnasia en el medio acuático una **posición estable** es primordial, ya que sin ella no se conseguirá el éxito del programa. Se emplearán una serie de posturas; entre ellas, las posiciones fundamentales de decúbito, sedestación y bipedestación. Pueden aparecer **complicaciones** en la estabilidad y el equilibrio debidas a la **asimetría corporal.** Según las habilidades y las capacidades del paciente, puede suponer un problema, incluso causante de ansiedad y miedo. Analizar y compensar dichas asimetrías favorece la tranquilidad y el control postural. Las **densidades corporales** también pueden

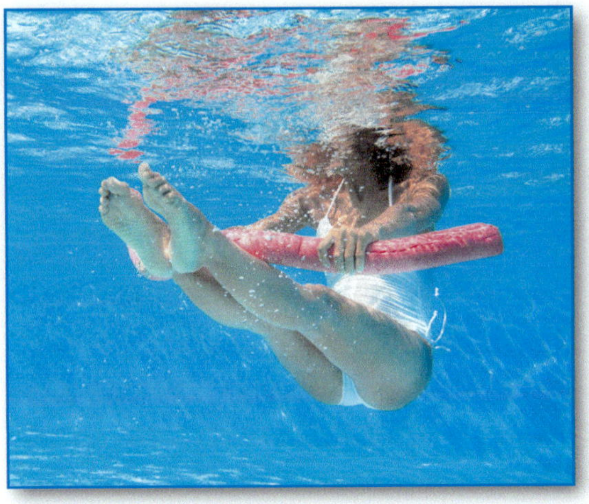

Figura 9. *Control postural en ejercicio acuático.*

dificultar la postura estable y alineada en el agua. Así pues, recomendamos instruir al paciente sobre el **control de la postura** a diferentes niveles de profundidad (Figura 9). Para ello, pueden realizarse ejercicios a distintas profundidades, para reforzar la musculatura de la región *core* y extremidades, de trabajo isométrico. Con esto, mejora la estabilidad de pelvis y tronco, y se favorece la postura y la actitud postural.

6. DISTRIBUCIÓN DE LOS EJERCICIOS

La distribución de ejercicios se realizará en función de la etapa de la programación en la que se encuentren:

- **1.ª etapa:** técnicas de estilos y flexibilización de columna.
  - Ejercicios flexibilizadores de columna, tonificadores de la musculatura y de conocimiento del problema y focalización en él.
  - Ejercicios de técnica de estilos de crol y espalda, destrezas acuáticas.
- **2.ª etapa:** mejora la técnica de estilos e inicio de la resistencia aeróbica.
  - Ejercicios de flexibilización de columna, potenciación muscular, autocorrección postural, según el problema.
  - Ejercicios de técnica de estilos de crol, espalda y braza, y fomentar tiradas más prolongadas.
- **3.ª etapa:** resistencia aeróbica, potenciación muscular, ejercicios específicos, autocorrección postural.

6.1. Duración e intensidad del esfuerzo

El trabajo, como mencionamos en capítulos anteriores, debería basarse al menos en un par de sesiones semanales, de entre 60-75 minutos cada una, donde la primera parte estuviera destinada a ejercicios en seco:

- **Trabajo en seco**: ejercicios gimnásticos (Figura 10) (25 minutos); valoración previa a la entrada en el agua (5 minutos).
- **Trabajo acuático**: explicación y pautas iniciales (5 minutos); ejercicios acuáticos según objetivo de la sesión, progresivos, de menor a mayor complejidad e implicación neuromuscular (35 minutos); fase de relajación y estiramientos (5 minutos).

Este es el modelo a seguir, pero que puede ser adaptable a la etapa y circunstancias de los pacientes en la clase. No es una estructura cerrada, dependerá de la evolución y del trabajo realizado cada sesión.

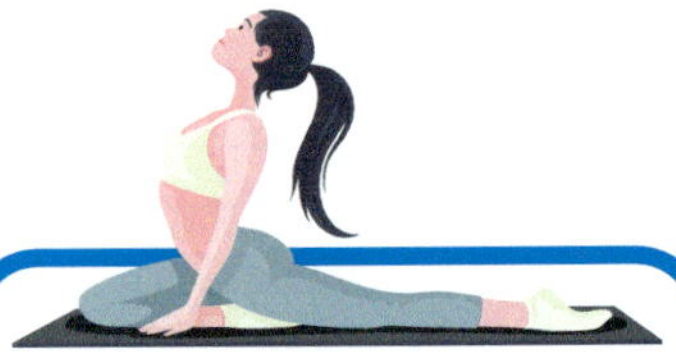

La sesión debería contemplar una primera parte de ejercicios en seco (30 minutos) y una segunda parte de ejercicios en el agua (45 minutos).

La composición de ejercicios será la siguiente:

- Flexibilizantes: anteroposteriores y laterales.
- Potenciadores: abdominales y paravertebrales.

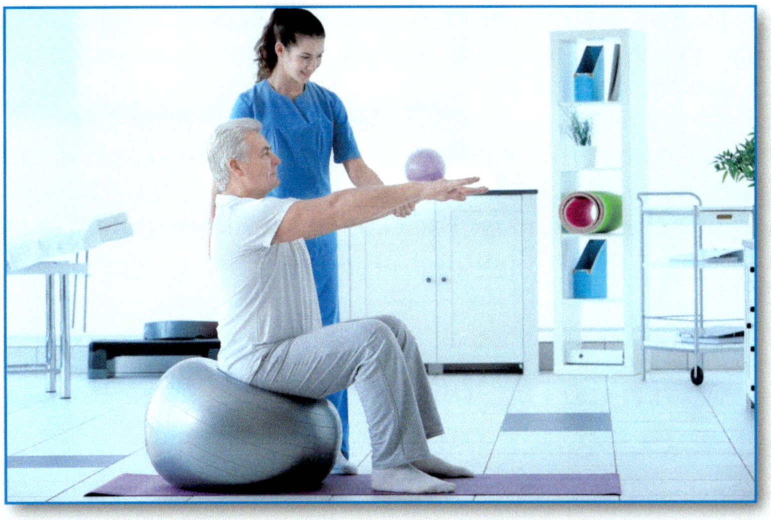

Figura 10. *Ejercicios en seco.*

- De basculación de pelvis.
- De autocorrección postural.
- Específicos.

A su vez, estarán divididos en función de:

- Forma de ejecución.
- Composición de sus movimientos.
- Su base postural.

Encontraremos la siguiente clasificación de ejercicios:

- De aprendizaje.
- De flexibilidad/propiocepción.
- De fuerza.
- De resistencia.
- Estáticos/dinámicos.
- Específicos/globales.

La **intensidad** irá vinculada al tipo de entrenamiento que se proponga, pero, debido al medio acuático, irá desde un nivel medio hasta uno elevado, según las posibles complicaciones que se produzcan mediante modificaciones de palancas, materiales, etc.

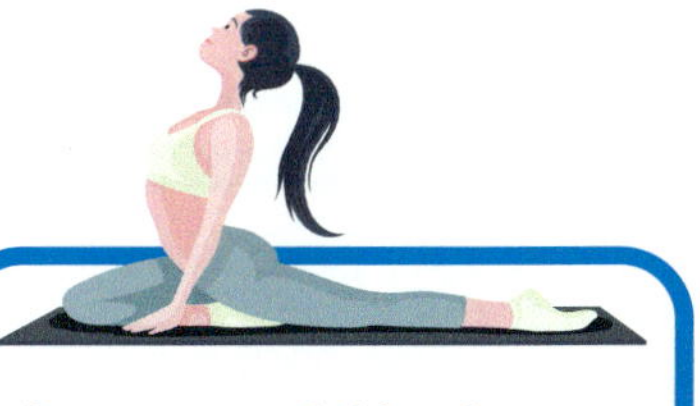

La composición de ejercicios será la siguiente: flexibilizantes, potenciadores, de basculación de la pelvis, de autocorrección postural y específicos.

6.2. Recuperación y capacidad de concentración

La **recuperación** entre sesiones oscilará entre las 48 y 72 horas de media, por lo que es recomendable dejar unos dos días de descanso entre sesiones, ubicando estas, si es posible por disponibilidad del personal y de la instalación, entre lunes y jueves o martes y viernes.

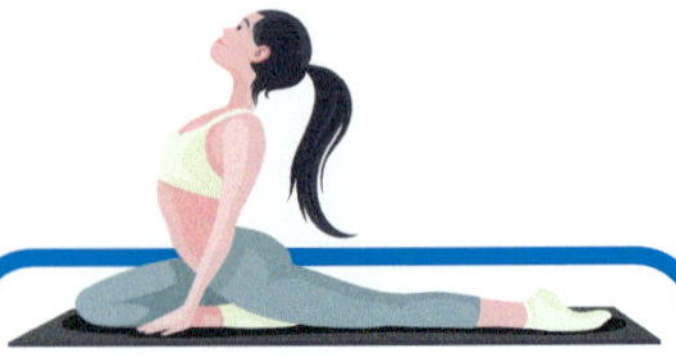

La recuperación entre sesiones oscilará entre las 48 y 72 horas de media, por lo que es recomendable dejar unos dos días de descanso entre sesiones.

Para finalizar este punto, se observa que la **capacidad de concentración** para la realización de los ejercicios es de una exigencia elevada, ya que además de focalizar la atención en todos los aspectos anteriormente mencionados de equilibrio, percepción corporal, propiocepción, resistencia, flotabilidad se debe atender a factores como la temperatura ambiente, la del agua, los productos químicos o el cansancio que supone el trabajo en agua. Por ello, **las sesiones deben regularse exhaustivamente en tiempo e intensidad,** para permitir un trabajo eficiente y preciso por parte del paciente.

7. AYUDAS TÉCNICAS PARA DÉFICITS DE FUNCIONALIDAD

Las ayudas técnicas son aquellos instrumentos, dispositivos o herramientas que permiten, a las personas que presentan una discapacidad temporal o permanente, realizar actividades que sin dicha ayuda no podrían ser realizadas o requerirían de un mayor esfuerzo para su realización.

No solo las personas con discapacidad las utilizan. El claro ejemplo son las personas de edad avanzada o con limitaciones en la autonomía (tras lesión, enfermedad o accidente).

Debe permitir salvar los **déficits funcionales** que presenta una persona o la discapacidad generada por esta, la cual contribuye a reducir su desventaja social (Figura 11). Deben ser sencillas y eficaces en su objetivo, atendiendo de forma directa a las necesidades para las que se desarrollen.

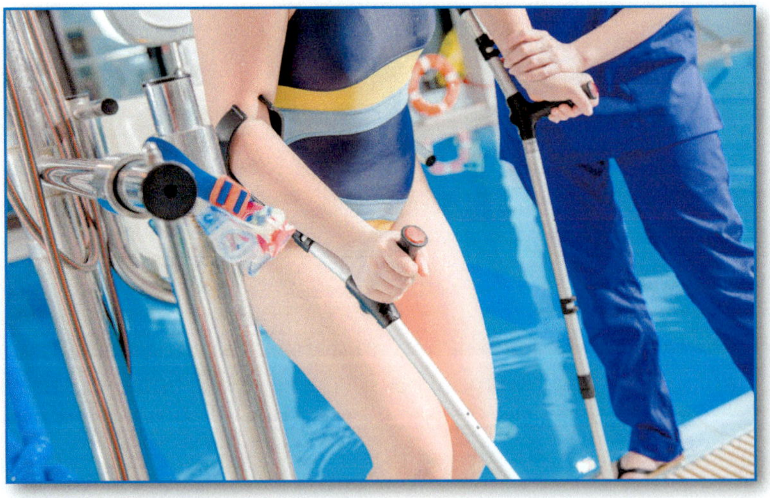

Figura 11. *Ayuda técnica.*

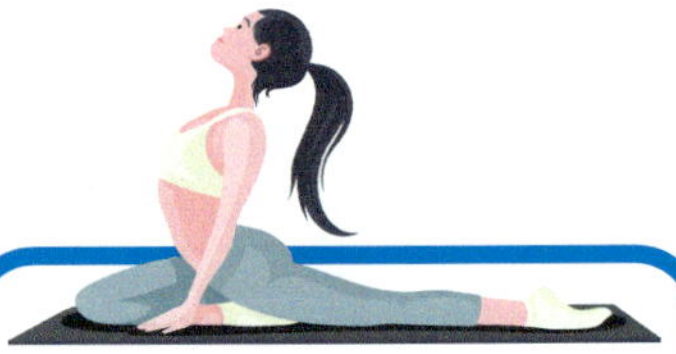

La ayuda técnica adecuada para cada perfil dependerá del grado de discapacidad, los déficits funcionales, el entorno social, y las capacidades y habilidades de aprendizaje.

La ayuda adecuada a cada perfil dependerá de:

- Grado de discapacidad.
- Déficits funcionales.
- Entorno social.
- Capacidades y habilidades de aprendizaje.

Existen diversas clasificaciones de estas ayudas que atienden a diversas necesidades: **fiscales, normativas, de fabricación, consumidor.**

De acuerdo a la Norma UNE-EN ISO 9999 se desglosan en:

- Ayudas para el tratamiento y el entrenamiento.
- Órtesis y exoprótesis.
- Ayudas para la protección y el cuidado personal.
- Ayudas para la movilidad personal.
- Ayudas para las tareas domésticas.
- Mobiliario y adaptaciones del hogar y otros edificios.
- Ayudas para la comunicación, información y señalización.
- Ayudas para la manipulación de productos y mercancías.
- Ayudas y equipamiento para la mejora del entorno. Herramientas y máquinas.
- Ayudas para el ocio y tiempo libre.

Además de esta clasificación, existe otra que diferencia los productos en función del **proceso de fabricación:** fabricado en serie, adaptado, a medida.

En cuanto a las **ayudas técnicas** más habituales en el medio acuático para personas con déficit, encontramos sillas y muletas anfibias, chalecos y aros de flotación, así como grúas de transferencia. Además, se identificarán accesos de entrada y salida del vaso y se utilizarán dispositivos acústicos para quien lo requiera. Algunos aspectos para mejorar el **acondicionamiento de piscinas** son: rampas de entradas a desnivel, rampas *zero-entry* (Figura 12) (son parte del suelo de la piscina y facilitan el acceso de las personas con discapacidad a través de una suave pendiente que ocupa el ancho de la piscina), montacargas, muros y gradas de transferencia.

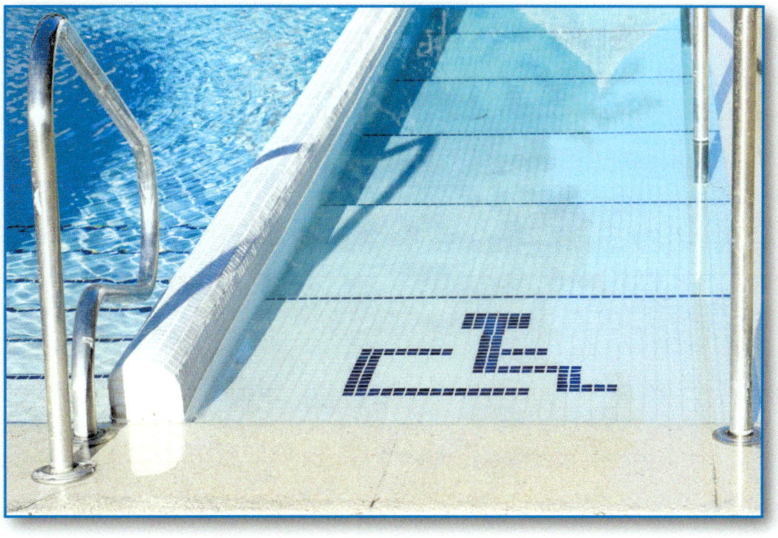

Figura 12. *Rampa* zero-entry.

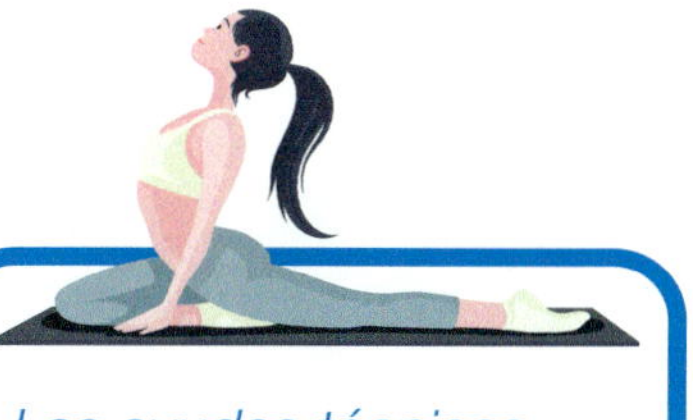

Las ayudas técnicas más habituales en el medio acuático son sillas y muletas anfibias, chalecos y aros de flotación, así como grúas de transferencia.

8. TÉCNICAS MANIPULATIVAS

Las técnicas de terapia manual manipulativa son aquellas en las que se realizará un impulso repentino y preciso de gran velocidad y corta amplitud, conocido como *thrust,* cercano al rango de movimiento de la articulación disponible mediante la ejecución de un movimiento fisiológico, uno accesorio o la combinación de estos. Permiten alcanzar una serie de mejoras al paciente a nivel **biomecánico** (facilitan el movimiento articular), **analgésico** (alivian el dolor) y **muscular** (disminuyen y relajan el tono muscular) (Figura 13).

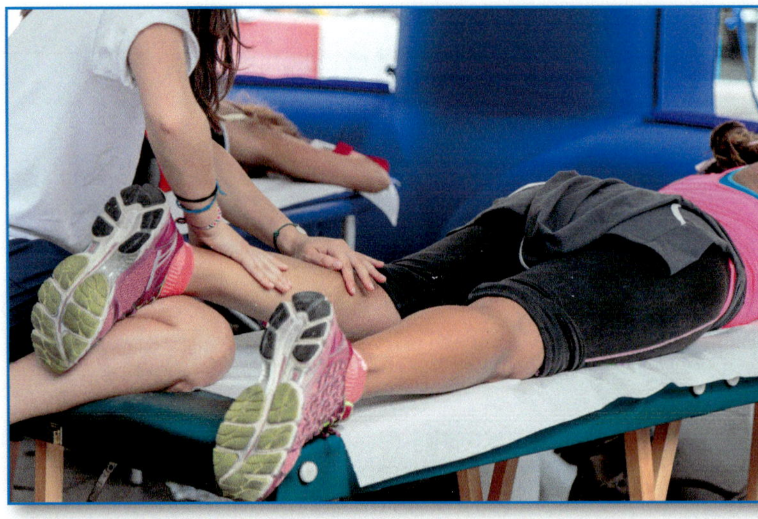

Figura 13. *Terapia manual de descarga muscular.*

Las técnicas más empleadas son:

- **Las articulares:** empleadas para aumentar la movilidad en zonas con limitaciones musculoesqueléticas y disminuir dolencias. Restauran el máximo movimiento sin dolor del sistema locomotor.
- **Las técnicas sin impulso:** llevan elementos en dirección a la restricción, mediante diferentes ángulos de movilidad con el objetivo de mejorar la calidad y cantidad de movimiento.
- **Las *thrust:*** producen analgesia, aumentan la amplitud articular, la calidad de vida y son altamente efectivas.

RECUERDA QUE

Las técnicas más empleadas son articulares, sin impulso y thrust.

8.1. Posiciones de seguridad, elementos y ayudas auxiliares para prevenir daños o lesiones

Las posiciones de seguridad son aquellas empleadas para prevenir daños o lesiones en el paciente. Los ejercicios aquí mostrados tienen un carácter general no adaptados a cada perfil.

- **Posición de flotación ventral con apoyo.** Material auxiliar: manguitos o churro.

- **Posición de flotación ventral con apoyo móvil.** Material de apoyo: barra flotante flexible (churro).
- **Posición de flotación ventral sin apoyo y con flotador** (1ª parte). Material auxiliar: cinturón flotador de módulos, de *aquagym* o barra flotante flexible.
- **Recuperación de la posición de bipedestación.** Material auxiliar: flotador cinturón de módulos, de *aquagym* o churro.

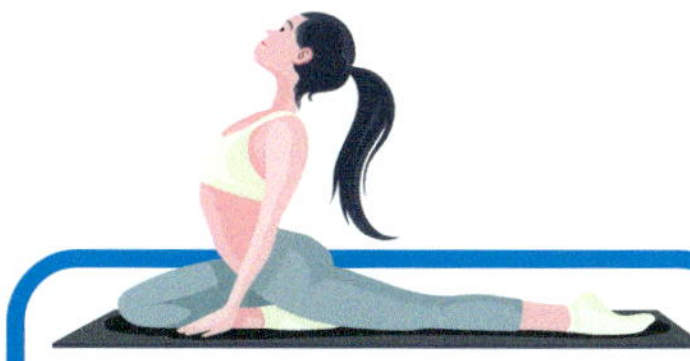

La motivación en las actividades se logra mediante la interacción recíproca entre tres componentes: el contexto, los sentimientos y creencias y los comportamientos observables.

9. ESTRATEGIAS DE MOTIVACIÓN HACIA LA EJECUCIÓN. REFUERZO DE LA PERCEPCIÓN DE LOGRO

Como bien sabemos, no siempre todos nuestros pacientes o alumnos se encontrarán interesados al mismo nivel, por lo que debemos asumir el reto de establecer una serie de **estrategias que les motiven** hacia la ejecución propuesta. La motivación en las actividades se logra mediante la interacción recíproca entre tres componentes:

1. El contexto.
2. Los sentimientos y creencias de pacientes/alumnos sobre su motivación.
3. Los comportamientos observables.

Todo ello hace estar activo e involucrado al paciente en las actividades y tener persistencia en ellas.

Encontramos dos tipos de motivaciones:

- **Intrínsecas:** proceden del propio sujeto, bajo su control y tiene capacidad para auto-reforzarse.
- **Extrínsecas:** proceden de fuera y conducen a la ejecución de la tarea.

Las **teorías de la motivación** han sido clasificadas en dos grupos: las basadas en la suplencia de deficiencias y las que involucran las necesidades de crecimiento o progreso.

Tomando como referencia la **teoría de Maslow** (Figura 14), se observa que muchos alumnos se encuentran motivados por factores externos que satisfagan sus necesidades de seguridad, protección, pertenencia y aceptación, más que por motivadores de orden superior de desarrollo, autoaprendizaje y trascendencia, que son automotivantes en el alumno.

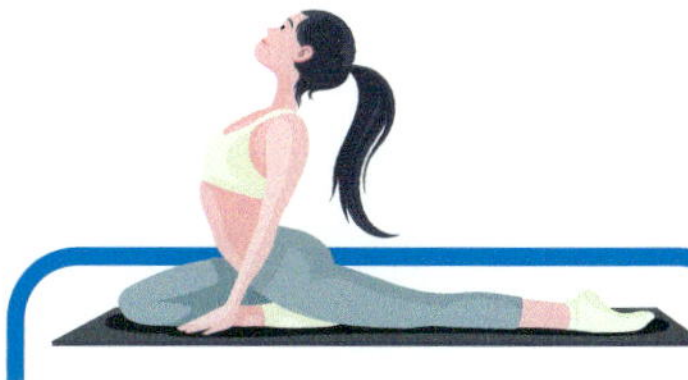

Existen motivaciones internas y externas, que el Técnico y el entorno deben propiciar para que el paciente alcance su automotivación.

Como se mencionó anteriormente, existen motivaciones internas y externas, que el Técnico y el entorno pueden y deben propiciar para que se alcance la automotivación del propio paciente.

Algunas recomendaciones son **establecer claramente los objetivos y los propósitos** en lenguaje sencillo hacia los pacientes. Debe definirse claramente el para qué de lo que se pretende trabajar. La incertidumbre de no conocer objetivos y etapas genera desmotivación

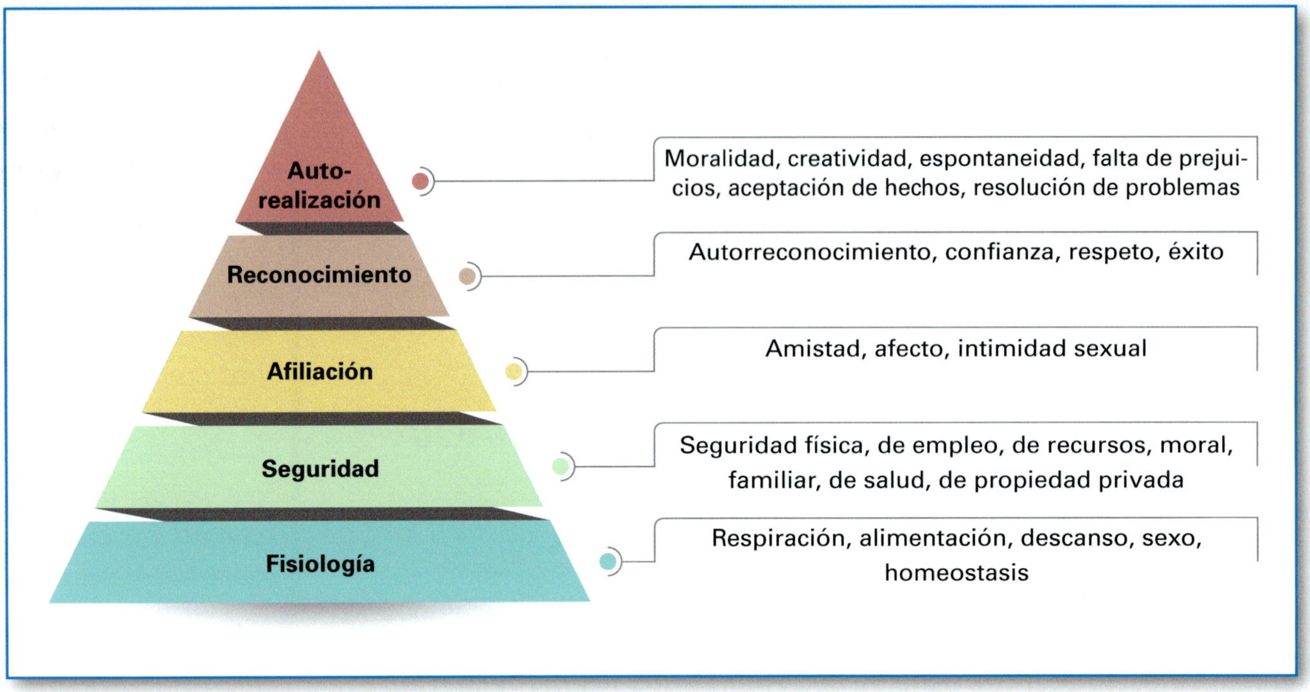

Figura 14. *Pirámide de Maslow.*

al paciente. La motivación nace del **interés** y este, de la **necesidad.** El paciente debe captar que lo que los profesionales del programa le enseñan se utiliza, se aplica y, además, le permite aprender por su cuenta conocimientos que se requieren para evolucionar y mejorar. El Técnico Deportivo debe **contagiar entusiasmo** a los participantes del programa. Ellos deben apreciar en la figura del Técnico alguien que disfrute enseñándoles y compartiendo sus experiencias. Debe dar una **imagen positiva, estimulante y ejemplar** hacia ellos, que los motive a seguir su camino y guía. Debe procurar tener conocimientos sobre la satisfacción de las **necesidades motivacionales** de todos, ya que les afectan en su propia seguridad, afecto y reconocimiento.

De esta forma, el alumno subirá a la escala de satisfactores automotivacionales, como en la teoría de Maslow. Debe **generar el interés** de los participantes para afrontar mayores responsabilidades ante los retos que se les plantean, y que les motiven. Esto genera el desarrollo del liderazgo y con ello el interés del Técnico, lo cual permite mantener la máxima comunicación posible con sus pacientes. Debe escucharlos, interesarse por sus problemas y conversar habitualmente. Debe mantener un gran **respeto y cariño** que los motive a lograr el inmenso valor de la confianza, que los motive a creer en el Técnico. La evaluación en sí no tiene más resultados que conocer la evolución del trabajo realizado, con el fin de mejorar, corregir errores y retroalimentar al paciente, demostrándole interés por parte del Técnico.

Otro aspecto importante es el de reconocer y reforzar aquellos factores externos que contribuyen a satisfacer los **elementos primarios** de satisfactores del estudiante (seguridad, reconocimiento, prestigio, etc.). A veces pasan desapercibidos, pero pueden generar la autoconfianza necesaria para continuar con el programa marcado, con el firme objetivo de asumir que el trabajo que se está realizando logra los objetivos planteados. Produce una sensación de **satisfacción y reconocimiento personal** muy elevada, y aporta energía extra, en especial a nivel psicológico, para continuar realizando el programa en la línea de lo planificado (Figura 15). De ahí que un programa debe tener objetivos alcanzables y reales, ya que pueden suponer un factor muy importante para el paciente.

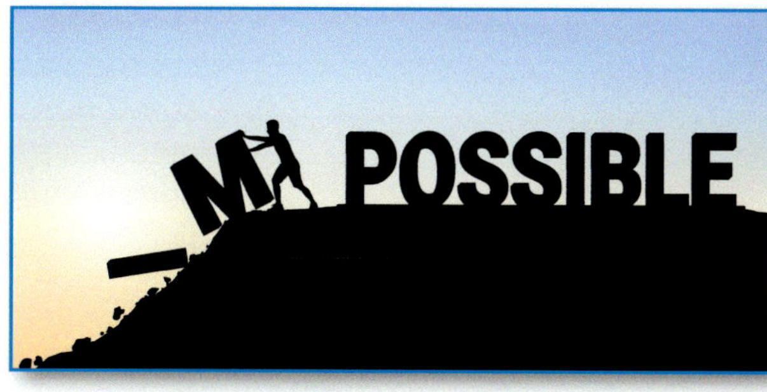

Figura 15. *Autoconfianza.*

10. TÉCNICAS DE COMUNICACIÓN. LENGUAJE GESTUAL

El proceso de comunicación es necesario y debe ser constante por ambas partes para que el programa ejecutado logre los objetivos planteados. Se deben conocer una serie de técnicas de comunicación para que sea eficaz y permita la llegada del mensaje en cualquier situación y necesidad.

Partiremos de que la comunicación se compone de **emisor, receptor, mensaje, código y canal.** Produciéndose una respuesta o *feedback* por parte del receptor. Así que, si queremos que la comunicación sea eficaz, debemos conseguir mediante el mensaje que el receptor crea y confíe en el Técnico Deportivo o especialista.

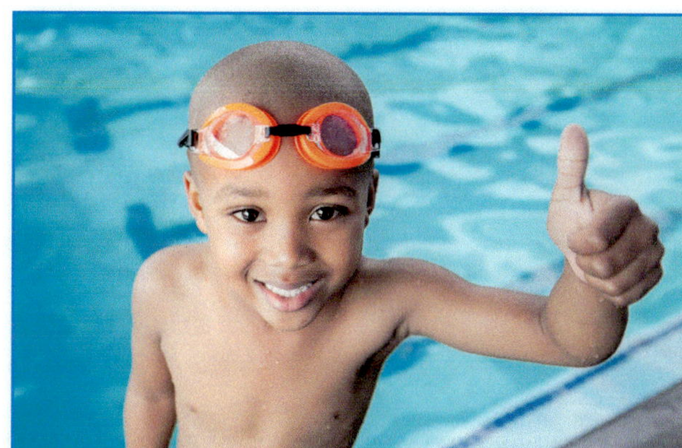

Figura 16. *Comunicación no verbal.*

La comunicación puede ser:

- Verbal: oral o escrita.
- No verbal o corporal (Figura 16).

No todos los Técnicos comunican y se expresan igual, por lo que es recomendable conocer las siguientes técnicas que permitirán una **comunicación eficaz:**

- Preparar bien el mensaje a transmitir.
- Al transmitir el mensaje, hacerlo de manera clara, precisa, en el momento adecuado, y hacia quien muestra interés por recibirlo; hacerlo tantas veces como sea necesario.
- Practicar el mensaje aporta seguridad.
- Convicción de creer en uno mismo y en su comunicación.
- Actitud abierta de escucha activa al receptor.
- Postura y movimientos naturales; concordancia entre el cuerpo y la comunicación.
- Gestos faciales que ofrezcan cordialidad, aporten alegría y naturalidad; que nuestra mirada tome contacto con la de los pacientes.

No solo empleamos palabras. También utilizamos el **lenguaje gestual** o la comunicación no verbal; a través de los gestos, el contacto corporal,

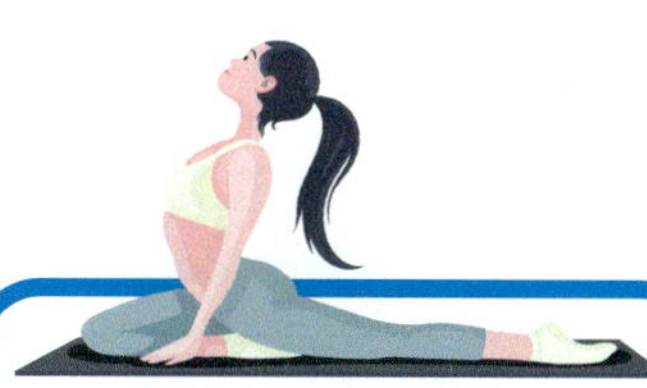

Hay estudios psicológicos que afirman que nuestros gestos soportan más del 50 % del peso de la comunicación.

la mirada, la expresión somos capaces de emitir mensajes. Nuestro cuerpo transmite constantemente información sobre nosotros, sobre cómo nos sentimos, sobre nuestras intenciones, sentimientos... Hay estudios psicológicos que afirman que nuestros gestos (Figura 17) soportan más del 50 % del peso de la comunicación, haciendo de este tipo de lenguaje algo muy importante.

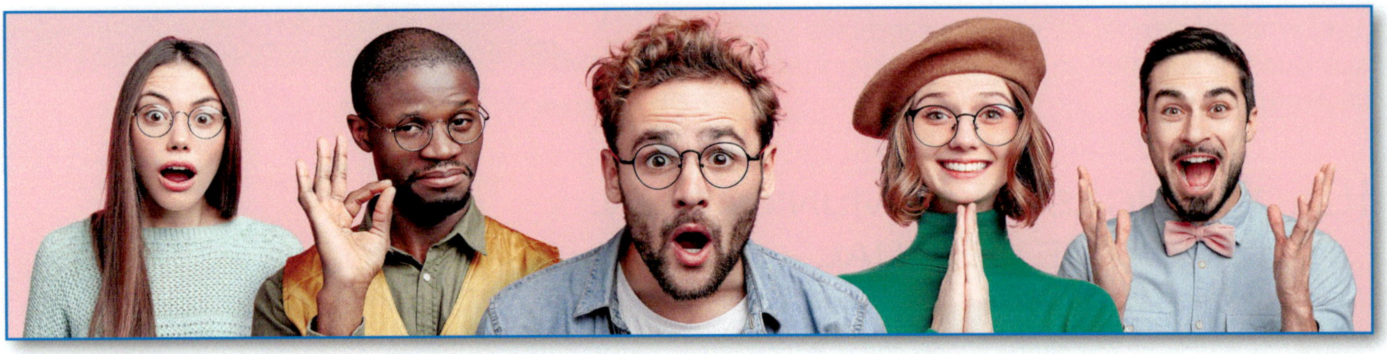

Figura 17. *Gestos.*

https://www.mscbs.gob.es/estadEstudios/estadisticas/normalizacion/CIE10/CIE10ES_2018_diag_pdf_20180202.pdf

Clasificación Internacional de Enfermedades

11. NOMENCLATURA ESPECÍFICA

Entendemos la nomenclatura específica de esta materia como el conjunto de palabras propias usadas en este ámbito.

La nomenclatura tomada como referencia es la propuesta por la Organización Mundial de la Salud (OMS) a través de la **Clasificación Internacional de Enfermedades** *(International Classification of Diseases,* ICD-10 1) y de la **Clasificación Internacional del Funcionamiento, de la Discapacidad y de la Salud** *(International Classification of Functioning, Disability and Health,* ICF 2).

Los códigos de la ICD-10 asociados a las lesiones y patologías incluidas en este protocolo se especifican en la Tabla 6.

11.1. Técnicas específicas de representación gráfica y escrita

Las técnicas específicas empleadas para la representación gráfica y escrita son las siguientes:

- Desplazamientos: ventrales, dorsales, hacia delante, hacia atrás
- Sentados, piernas encogidas.
- Decúbito prono/supino.
- Giros.
- Saltos.
- Desplazamientos específicos: crol, espalda, braza, mariposa.

En la Tabla 7 se presenta un ejemplo de representación gráfica y escrita de algunos gestos específicos de las actividades acuáticas.

http://www.scielo.org.pe/scielo.php?pid=S1018-130X1995000400006&script=sci_arttext&tlng=pt

La nueva Clasificación Internacional de Enfermedades y el diagnóstico multiaxial en medicina general

Clasificación Internacional de Enfermedades (ICD-10) — TABLA 6

Tipo de tejido	Código ICD-10	Definición
Músculo	M62.4	Contractura del músculo
	M62.6	Distensión muscular
	M79.1	Mialgia (síndrome de dolor miofascial)
Tendón	M70	Trastornos de tejidos blandos relacionados con uso, sobreuso y presión (bursitis y sinovitis en diferentes localizaciones)
	M76	Entesopatías de extremidad inferior excluyendo el pie (incluye bursistis, capsulitis y tendinitis localizadas en ligamentos periféricos e inserciones musculares)
	M77	Otras entesopatías
Músculo y tendón	Sección XIX (S16, S39, S46, S56, S66, S76, S86 y S96).	Lesión muscular y/o tendinosa de origen traumático, según la localización: S16 cuello, S39 abdomen, región lumbosacra y pelvis, S46 hombro y brazo, S56 antebrazo, S66 muñeca y mano, S76 cadera y muslo, S86 rodilla y pierna y S96 pie y tobillo
Ligamento	Sección XIX (S03, S13, S23, S33, S43, S53, S63, S73, S83 y S93).	Luxación, esguince y distensión de articulaciones y ligamentos, según la localización: S03 cabeza, S13 cuello, S23 tórax, S33 columna lumbar y pelvis, S43 hombro y brazo, S53 antebrazo, S63 muñeca y mano, S73 cadera y muslo, S83 rodilla y pierna y S93 pie y tobillo
	M24.2	Lesión de inestabilidad articular secundaria a lesión ligamentosa antigua

Gestos específicos de las actividades acuáticas — TABLA 7

	Representación gráfica	Representación escrita
Movimiento de brazos	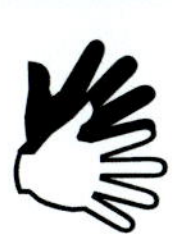	Mano con dedos abierta derecho/izquierdo
Giros	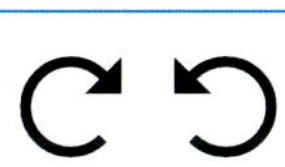	Giro derecho/izquierdo
Orientación	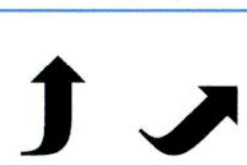	Frontal/diagonal
Desplazamientos	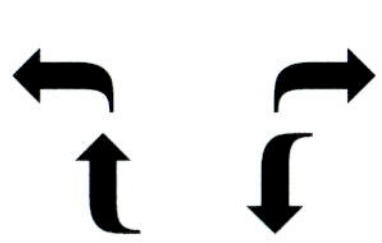	Lateral derecho/izquierdo Al frente y atrás

RESUMEN

- ✓ Hemos estudiado que existen ocho puntos básicos contemplados en el protocolo general de actividades de hidrocinesia, adaptados según **niveles, movimientos y técnicas**.
- ✓ Este programa se basa en la combinación de ejercicios de **kinesiterapia** (gimnasia correctiva) y **actividades acuáticas educativas**.
- ✓ Hay **adaptaciones** para determinados perfiles: embarazadas, mayores de 50 años, personas con obesidad, estrés, etc.
- ✓ Influirán en el programa: la personalidad del paciente, la individualización del tratamiento, las sesiones y los objetivos.
- ✓ La **valoración funcional** con los padres es necesaria para obtener información del proceso a realizar y profundizar en el cuadro patológico del individuo.
- ✓ Muchos de los ejercicios se realizarán en **posición neutra,** agua a la altura del pecho y tocando el suelo con la planta de los pies.
- ✓ Los ejercicios serán: flexibilizantes, potenciadores, de basculación de pelvis, de autocorrección postural y específicos.
- ✓ La **ayuda técnica** dependerá del grado de discapacidad, los déficits funcionales, el entorno social, las capacidades y habilidades de aprendizaje.
- ✓ Las **técnicas manipulativas** más empleadas son las articulares, las sin impulso y las *thrust*.
- ✓ Existen dos tipos de **motivaciones:** intrínsecas y extrínsecas.
- ✓ La **comunicación** puede ser: verbal o no verbal. Algunos estudios afirman que nuestros gestos soportan más del 50 % del peso de la comunicación.

GLOSARIO

Basculación de la pelvis: significa que la pelvis adquiere una postura en la cual se desvía de su plano; por lo tanto, se produce cuando los músculos involucrados se activan y cuando los contrarios están débiles.

Bipedestación: posición de estar erguido y sostenido sobre nuestras extremidades inferiores.

Concavidad: dicho de una curva o de la columna, la parte que se asemeja a la zona interior de una circunferencia o de una esfera, que tiene su parte hundida dirigida al observador.

Crecimiento estato-ponderal: crecimiento en talla y peso de una persona.

Curl: ejercicio asociado a los bíceps, en los cuales se produce una flexoextensión del codo.

Decúbito: posición del cuerpo de una persona tendida horizontalmente.

Gibosidad: abultamiento o protuberancia que tiene forma de giba o joroba.

Individualización: referido al principio que afirma que cada sujeto es único y diferente al resto, por lo que las cargas aplicadas deben adaptarse a sus características individuales, internas y externas.

Jogging: modalidad de carrera en la que el objetivo es trotar o correr a un ritmo lento o pausado, pero recorriendo largas distancias.

***Jumping Jacks* acuáticos:** ejercicio cardiovascular que tonifica todo el cuerpo, conlleva un salto muy popular y versátil, consiste en partir desde pies juntos, abriendo y levantando brazos al abrir piernas y volver a la posición inicial, en este caso realizado en el agua.

***Klapp*-estático:** método de tratamiento para la escoliosis.

Multilateralidad: en entrenamiento, desarrollo de múltiples habilidades y capacidades físicas y coordinativas de forma simultánea.

Sedestación: una de las posiciones anatómicas básicas, posición de sentado.

Skipping: una de las técnicas de carrera más conocidas. Consiste en elevar rodillas por encima de la cintura manteniendo la cadera en una posición elevada, aunque puede realizarse a diferentes alturas.

Thrust: impulso repentino y preciso de gran velocidad y corta amplitud.

Volición: es un acto de la voluntad o acción voluntaria.

Volitivo: relacionado con algo que se realiza por voluntad propia.

EJERCICIOS

E1. Cita los ocho puntos básicos contemplados para el protocolo de hidrocinesia.

E2. Elabora un breve historial-informe basándote en el que aparece en el capítulo sobre tu perfil, haciendo una simulación, como si fueras un paciente. Anota las variaciones en el seguimiento del proceso, con cambios y comparación con los resultados anteriores en cada área.

E3. Diseña al menos cinco ejercicios extra aparte de los que aparecen en el capítulo para trabajar la propiocepción, la resistencia y la tonificación. Añade su representación gráfica.

E4. Elabora una sesión de trabajo para 75 minutos, dentro de la tercera etapa y compuesta por trabajo en seco y acuático, donde aparezca la descripción de los ejercicios, duración, materiales, representación gráfica, partes de la sesión, a modo de ficha.

E5. En parejas, realizad un estudio en profundidad de una de las ayudas que aparecen dentro de la Norma UNE-EN ISO 9999. Investigad y describidla, con las novedades, imágenes, mayores utilidades aplicadas a las actividades acuáticas, seguridad para su uso y qué propuestas de mejora realizarías, con una ocupación de 5-8 páginas.

EVALÚATE TÚ MISMO

1. En base al protocolo general o preventivo se deben definir una serie de programas adaptados, que se adecuarán a una serie de factores:

❑ a) Niveles.
❑ b) Movimientos.
❑ c) Técnicas específicas.
❑ d) Todas las respuestas anteriores son correctas.

2. Los principales objetivos del programa son:

❑ a) Aumentar el tono muscular.
❑ b) Detener la deformidad.
❑ c) Mejorar la flexibilización del raquis.
❑ d) Reducción de la descompensación.

3. ¿Cuáles son las áreas de trabajo a comparar en el programa de hidrocinesia?:

❏ a) Médicos, fisioterapéuticos, psíquicos.
❏ b) Médicos, acuáticos, kinesiológicos.
❏ c) Médicos, físicos, fisiológicos.
❏ d) Médicos, kinesiterapia, acuáticos.

4. ¿En qué dos tipos de ejercicios combinados se basa la hidrocinesia?:

❏ a) Flexibilidad, resistencia.
❏ b) Kinesiterapia, actividades acuáticas educativas.
❏ c) Gimnasia terapéutica, iniciación a la natación.
❏ d) Kinesiterapia y flexibilidad.

5. La utilización de la instalación tiene varios fines. Las piscinas poco profundas se utilizan para:

❏ a) Programas nuevos.
❏ b) Actividades dirigidas.
❏ c) Programas estáticos y específicos.
❏ d) Programas más dinámicos.

6. La utilización de la instalación tiene varios fines. Las piscinas profundas se utilizan para:

❏ a) Programas nuevos.
❏ b) Actividades dirigidas.
❏ c) Programas estáticos y específicos.
❏ d) Programas más dinámicos.

7. ¿Qué pretende conseguir información del proceso realizado y profundizar en el cuadro patológico del individuo?:

❏ a) Valoración funcional.
❏ b) Valoración inicial.
❏ c) Estudio previo.
❏ d) Protocolo de bienvenida.

8. Algunas de las pruebas específicas que permiten conocer más sobre la valoración funcional son:

❏ a) Pruebas de equilibrio.
❏ b) Pruebas acuáticas.
❏ c) Test de Bending.
❏ d) Todas las respuestas anteriores son correctas.

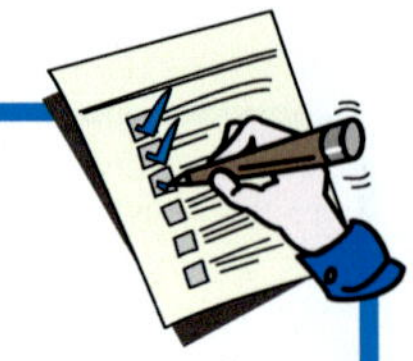

9. ¿En qué etapa la flotación se empleará como apoyo?:

❑ a) 1.ª etapa.
❑ b) 2.ª etapa.
❑ c) 3.ª etapa.
❑ d) 4.ª etapa.

10. ¿Qué posición para realizar los ejercicios se caracteriza por tener el agua a la altura del pecho y tocar el suelo con la planta de los pies?:

❑ a) Bipedestación.
❑ b) De ataque.
❑ c) Neutra.
❑ d) Equilibrio.

11. Giros, *skipping,* saltos y tijeras son ejercicios realizados para:

❑ a) Tonificación.
❑ b) Propiocepción.
❑ c) Flexibilidad.
❑ d) Resistencia.

12. La capacidad para realizar ejercicios prolongados, dinámicos y con intensidad moderada o elevada es:

❑ a) Tonificación.
❑ b) Propiocepción.
❑ c) Flexibilidad.
❑ d) Resistencia.

13. Los ejercicios a distintas profundidades se utilizan para reforzar:

❑ a) La pelvis.
❑ b) El tren inferior.
❑ c) La columna vertebral.
❑ d) La región *core* y las extremidades.

14. La composición de los ejercicios propuestos dentro de las sesiones será la siguiente:

❑ a) Tonificadores, extensores.
❑ b) Relajantes, contractores.
❑ c) Flexibilizantes, potenciadores, específicos.
❑ d) Autónomos, generales, locales.

15. La recuperación entre sesiones oscilará entre:

❑ a) 48-72 horas.
❑ b) 24-48 horas.
❑ c) 12-24 horas.
❑ d) Más de 72 horas.

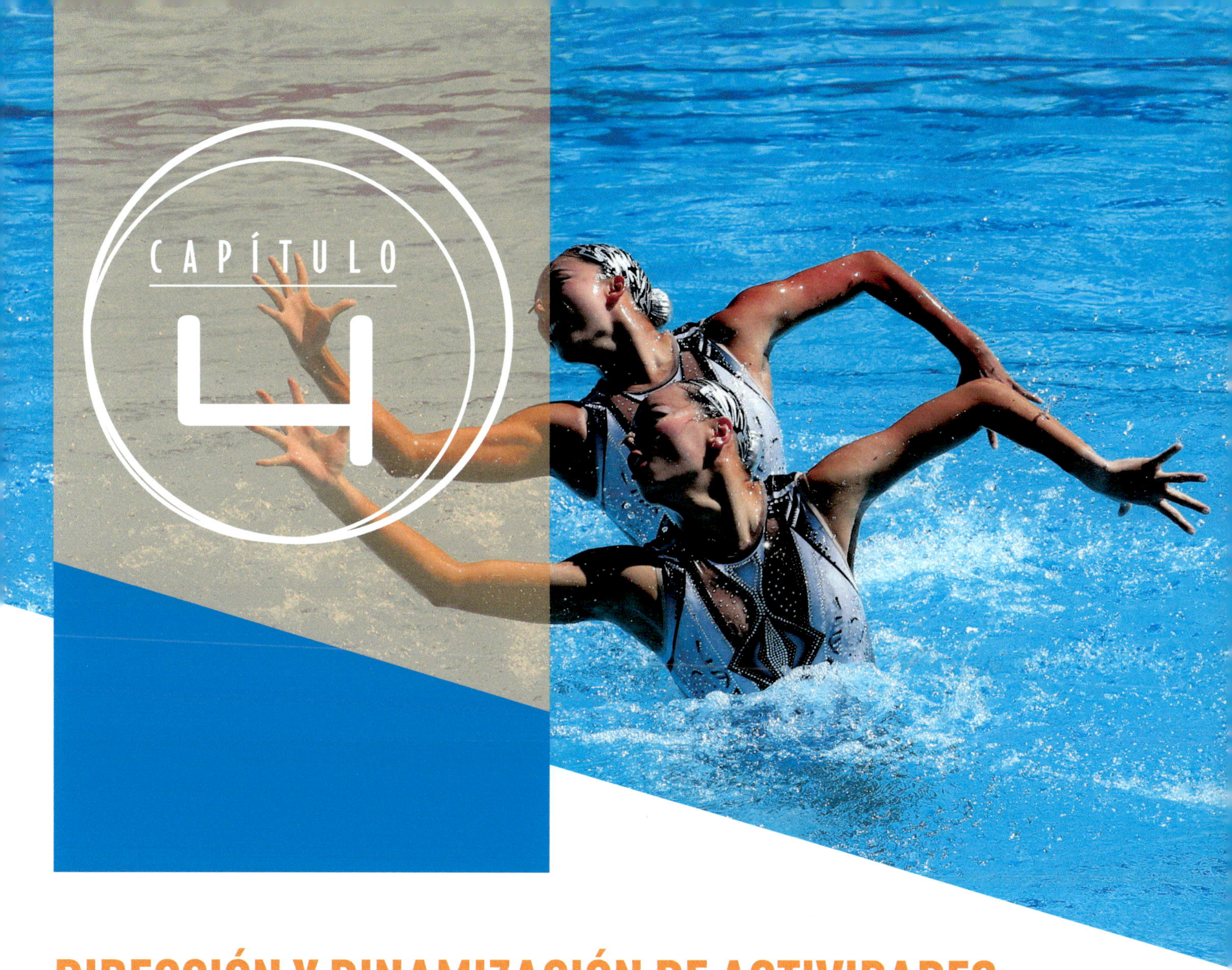

CAPÍTULO 4

DIRECCIÓN Y DINAMIZACIÓN DE ACTIVIDADES DE HIDROCINESIA

Francisco José Cuadrado Ortega

Sumario

1. Técnicas de comunicación en la dirección y dinamización de actividades de hidrocinesia
2. Espacios y materiales
3. Técnicas de dirección de actividades
4. Diversificación de actividades y adaptación por niveles dentro del grupo
5. Localización de errores posturales y de ejecución
6. Adaptación de los factores de la prescripción en hidrocinesia a partir del protocolo de referencia
7. Ejercicios, variantes y técnicas manipulativas en las actividades de hidrocinesia
8. Adaptación de las técnicas específicas de hidrocinesiterapia
- Resumen, glosario, ejercicios y test de evaluación

En este capítulo indagaremos sobre la **dinamización** de las sesiones, a través de las técnicas de comunicación empleadas para ello. El control y conocimiento de los **espacios y materiales,** y la diversidad de actividades empleadas según los niveles intragrupales, nos permitirán focalizar los **objetivos** a alcanzar, buscando la **motivación** del usuario. La corrección de **errores** y la correcta impartición de *feedback*, así como las **adaptaciones** y métodos utilizados para ello completarán este capítulo, permitiéndonos un **control mayor en la dirección** de estas actividades. Por último, conoceremos las técnicas específicas de **hidrocinesiterapia** y profundizaremos en cada una de ellas.

1. TÉCNICAS DE COMUNICACIÓN EN LA DIRECCIÓN Y DINAMIZACIÓN DE ACTIVIDADES DE HIDROCINESIA

Es muy importante la utilización de la **comunicación** como canal principal para poder organizar, dirigir y dinamizar en actividades de hidrocinesia por parte del Técnico Deportivo encargado del programa.

Para la **organización** de la sesión, se debe gestionar bien el tiempo efectivo de práctica, el espacio donde llevar a cabo la sesión, la ubicación y posición que han de adoptar los Técnicos y la estructura del grupo.

En la **presentación de las tareas,** es prioritario dar información inicial concreta y clara, así como conocimiento de resultados *(feedback).*

Dentro de las técnicas de comunicación en la dirección y dinamización de actividades de hidrocinesia (Figura 1) encontramos:

- **Dirección.** Dependerá de la personalidad y el estilo de cada Técnico Deportivo. Puede guiar, aconsejar, orientar, etc. pero su función será establecer las condiciones en las que se desarrollarán las actividades. Se debe tener en cuenta:
  - Adecuación de la tarea a realizar a las características del paciente.
  - Diseño de progresiones en tareas.
  - Dar información constante y *feedback.*
  - Establecer normas o reglas.
  - Observar y gestionar las conductas motoras y sociales del grupo.
- **Organización**. Diseñar las tareas, teniendo en cuenta:
  - Esquema de la sesión (objetivos, contenidos, actividades).
  - Tiempo de la sesión.
  - Distribución racional de los contenidos.
  - Participación activa.

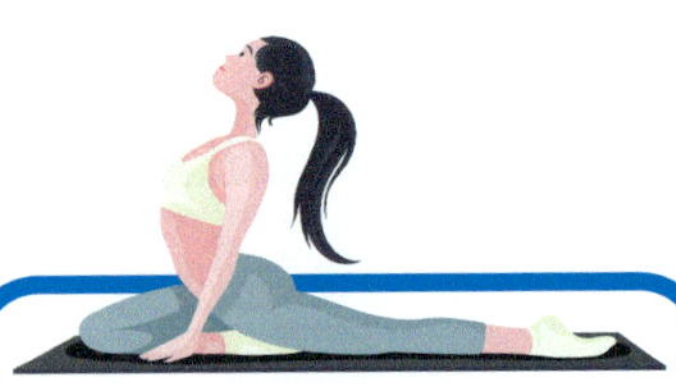

Dentro de las técnicas de comunicación en la dirección y dinamización de actividades de hidrocinesia encontramos: dirección, organización y dinamización.

- **Dinamización.** Supone activar, estimular, buscar la máxima eficiencia en la actividad. Se deberá tener en cuenta lo siguiente:
  - Máximo aprovechamiento del tiempo de práctica.
  - Eficiencia en el uso y distribución de recursos materiales necesarios y disponibles.
  - Máximo aprovechamiento del espacio.
  - Máxima participación de las personas.
  - Control de posibles contingencias.
  - Desarrollar un buen clima afectivo y dinámica general de la clase o sesión.
  - Otros aspectos:
    - Estructuración del grupo.
    - Situación y desplazamiento del grupo y del profesor.
    - Control y estructura de la actividad/pausa.
    - Participación del alumno.

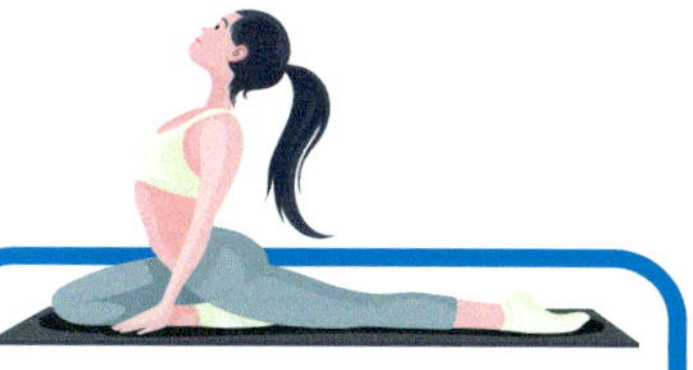

Los Técnicos pueden dirigir la sesión y al grupo de diferentes maneras, dependiendo del estilo de dirección.

Técnicas de dirección, organización y dinamización

- Dirección
  1. Organización
  2. Dinamización
  3. Sesión
     - Tiempo
     - Tipo
     - Estructura del grupo
     - Posición entrenadores
     - Material
- Conflictos
  1. Conductas disruptivas
  2. Recursos ante conductas no deseadas
  3. Reglas y rutina
- Estilos de entrenador
- Estrategias metodológicas
  1. Técnicas de enseñanza
  2. Estrategias en la práctica
  3. *Feedback*

Figura 1. *Técnicas de dirección, organización y dinamización.*

1.1. Aplicación de sistemas y estilos

Los Técnicos pueden dirigir la sesión y al grupo de diferentes maneras. A estas formas de dirección llamamos **estilos de dirección** (Figura 2).

Según el nivel decisional del Técnico Deportivo y la participación del alumno, se adopta un estilo u otro de dirección. Se clasifica según dos aspectos:

- Autoridad que pretende mostrar el Técnico.
- Grado de participación que se permite a los alumnos/pacientes para valorar decisiones en la sesión.

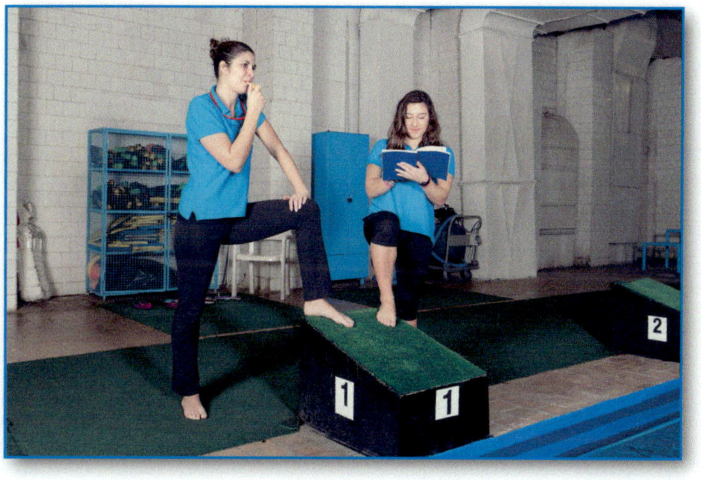

Figura 2. *Dirección de una sesión en piscina.*

INFORMACIÓN IMPORTANTE

Los **estilos de dirección** más comunes son:

- **Directivo o autoritario.** El Técnico manda en todo. Dirección unilateral, toma de decisiones sin opinión. *Feedback* negativos.
- **Participativo, democrático o cooperador.** El Técnico escucha opiniones y valora. Busca implicarlos en la actividad. Confianza en el alumnado, emplea refuerzo positivo.
- **Permisivo o sumiso.** Lo más importante es la negociación con el alumnado. Poca toma de decisión por parte del Técnico. Fomenta el clima afectivo para la toma de decisiones por parte del grupo. Refuerza las actuaciones del grupo.

1.2. Códigos verbales y gestuales

El lenguaje puede adoptar formas muy variadas que van más allá de la lengua: verbal y no verbal o gestual.

- **El lenguaje verbal** utiliza como medio: los sonidos, las grafías, los signos orales y escritos para lograr la comunicación. Abarca dos formas de expresión básicas:
  - Expresión oral.
  - Expresión escrita.

  Las zonas de influencia del lenguaje oral son:
  - Lengua general, coloquial o común (Figura 3).
  - Lengua regional:
    - Argot.
    - Lengua culta.
    - Jerga.

RECUERDA QUE

El lenguaje corporal es mucho más importante de lo que en muchas ocasiones creemos. Según múltiples estudios, cerca del 93 % de lo que transmitimos en una conversación es comunicación no verbal.

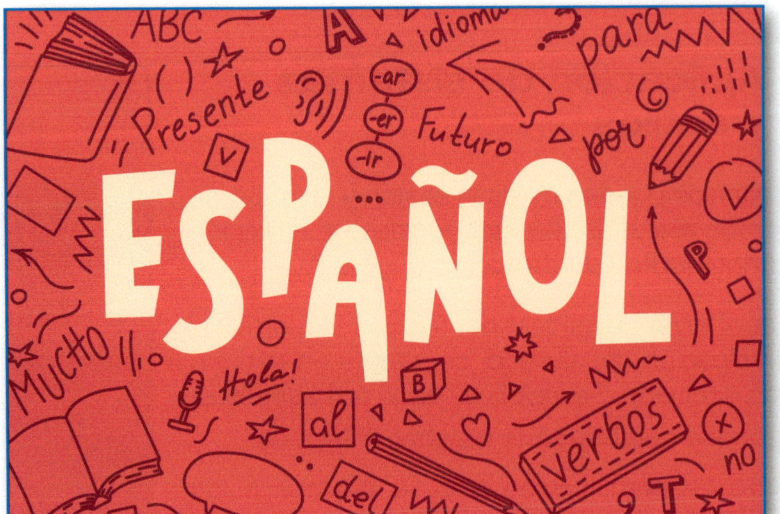

Figura 3. *Lengua española.*

- **El lenguaje no verbal** se extiende a casi todas las actividades humanas. Puede mencionarse como: lenguaje matemático, cinematográfico, etc.
  Sus manifestaciones principales son:
  - **Mimético o de señas.** Tiene manifestaciones específicas para cada disciplina deportiva (Figura 4).
  - **Corporal.** En deportes de arte competitivo, como gimnasia, sincronizada (Figura 5), patinaje, etc., cuerpo y música se unen para expresar sentimientos. Comunican corporalmente.
    También en intercambios de juegos y sesiones se observan señales no verbales que permiten conocer el estado de ánimo de ambas partes.
  - **Extraverbal.** Permite observar la expresión facial y corporal, por posturas, dirección de la mirada o conducta del interlocutor. Así, se pueden detectar las cualidades y capacidades físicas, así como las intenciones técnico-tácticas.

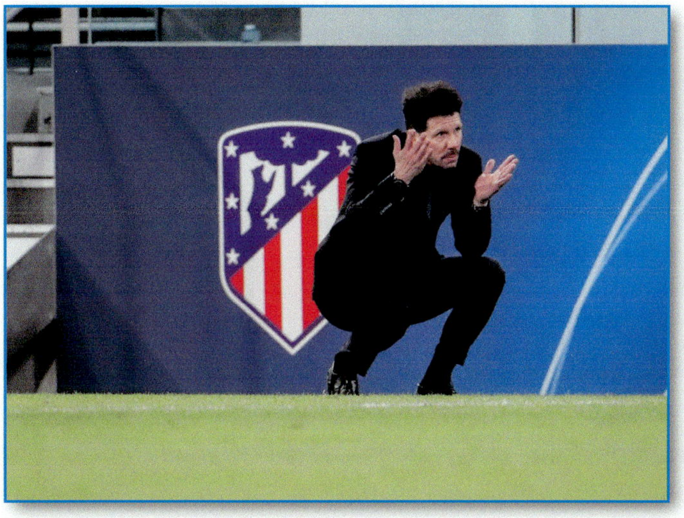

Figura 4. *El entrenador de fútbol Simeone hace señas a los jugadores.*

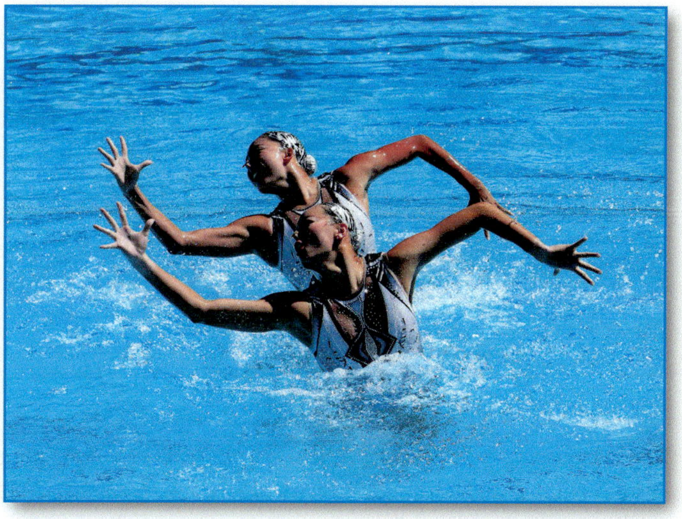

Figura 5. *Expresión corporal en natación sincronizada.*

1.3. Cantidad y tipo de información en función del tipo de actividad

Es importante seleccionar la técnica de enseñanza empleada para la realización de la actividad, puesto que, dependiendo de esta, variará la cantidad, el tipo y la forma de dar información al alumnado. Hay dos técnicas de enseñanza:

- **Instrucción directa, reproducción de modelos o aprendizaje por imitación.** El Técnico presenta el modelo a imitar o reproducir al alumno. Recomendada ante enseñanza de problemas o habilidades motrices con alternativas a una única ejecución motriz definida. Se da información directa sobre cómo solucionar el problema, concretando cómo realizar la ejecución. Utilizado para aprender movimientos complejos y específicos de los deportes, técnica, técnico-táctica, etc.

Las fases que lo componen son:

- **Fase I.** Planteamiento del modelo; estrategia en la práctica, que puede ser:
  - **Estrategia global.** Tarea completa y se ejecuta. Puede ser: pura, con polarización de atención o con modificación de la situación real.
  - **Estrategia analítica.** Tarea por partes. Puede ser: progresiva, secuencial, pura.

Si la tarea es compleja y de alta organización, se emplea la analítica. Si la tarea es simple y de baja organización, se emplea la global.

- **Fase II.** Ajuste progresivo del modelo, basado en el uso del *feedback*. El conocimiento del deporte y la experiencia ayudan en este caso. Es posible mediante el *feedback* interno y externo, y la cantidad de información que se dé en este.

- **Búsqueda o enseñanza por indagación o imitación:**
  - Plantear problema, dando información.
  - Ayudar al alumno con el problema planteado.
  - Ajustar la dirección de la búsqueda con información complementaria.

  Se compone de dos fases:

  - **Fase I.** Planteamiento del problema.
  - **Fase II.** Progresión y uso del refuerzo.

- **Estilos de enseñanza** según Sicilia y Delgado Noguera:
  - Tradicionales o de enseñanza masiva.
    - Mando directo.
    - Asignación de tareas.
  - Posibilitan la participación del alumno en la enseñanza.
    - Grupos de nivel (Figura 6).
    - Enseñanza recíproca.
  - Fomentan la socialización.
    - Grupos reducidos.
    - Microenseñanza.
  - Individualizan la enseñanza.
    - Programas individuales.

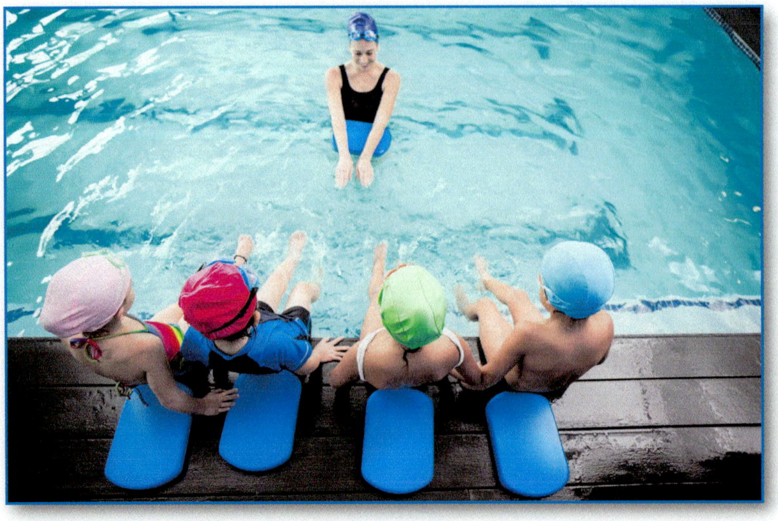

Figura 6. *Estilo de enseñanza por nivel.*

- Fomentan la capacidad cognitiva y la creatividad.
  - Descubrimiento guiado.
  - Resolución de problemas.

2. ESPACIOS Y MATERIALES

Como vimos en capítulos anteriores, los espacios en los cuales se pueden realizan estas actividades de hidrocinesia pueden ser:

- *Spa.*
- Complejos deportivos acuáticos.
- Espacios termolúdicos.
- Estaciones termales: balneario, área termal, villa termal, oasis de salud.
- Centros de talasoterapia.
- Otros.

2.1. Descripción, demostración y supervisión del uso del material

Los materiales accesorios empleados para la realización de estas tareas se pueden dividir en:

- Estabilizadores: permiten o ayudan a mantener la posición a adoptar para realizar los ejercicios.
- Que aumentan la flotabilidad: accesorios cuyo fin es aumentarla.
- Que generan resistencia por su flotabilidad: en su mayoría, aumentan la resistencia al movimiento, variando la forma o volumen del miembro que se desplaza.
- Combinación de algunos de estos.

2.2. Adaptación de materiales. Mantenimiento operativo

Como ya vimos en el capítulo 2, es primordial el proceso de **mantenimiento habitual,** donde se describan, se conozcan y supervisen permanentemente los materiales utilizados para el programa por parte del Técnico, así como la **supervisión semanal** y su **contabilización**, buscando conocer constantemente las posibilidades y necesidades de la instalación, de cara a ofrecer un servicio adecuado a la propuesta que se pretenda llevar a cabo. En algunas ocasiones, se requerirá una **adaptación** de los materiales debido a la limitación de estos o a la no disponibilidad en la instalación de ellos; puede deberse al coste o a la poca utilidad que se le pueden dar. Ahí, entra en juego el factor imaginación, necesidad, adaptación, universalidad y, cada vez más, el factor **reciclaje.** Ajustar los materiales a los problemas concretos es una tarea empleada en este tipo de programas y cada vez de mayor importancia. Como ya se ha mencionado, se basarán en materiales flotantes o lastres que puedan ofrecer resistencia o fuerza para el lesionado en ciertos movimientos, o favorecerlos.

2.3. Diseño de entornos de trabajo

Tras esto, definiremos el entorno de trabajo, como aquello que envuelve al trabajador y, en cierta medida, le condiciona en la realización de su trabajo diariamente (Figura 7). Los aspectos del entorno que hay que considerar desde una perspectiva ergonómica son principalmente:

- El espacio del cual se dispone para realizar las tareas.
- La adecuación de las zonas comunes: salas de descanso, comedores, servicios, vestuarios, aparcamiento, zonas próximas o aledañas a la instalación, etc.
- Las condiciones ambientales: temperatura, iluminación, ruido, humedad etc.

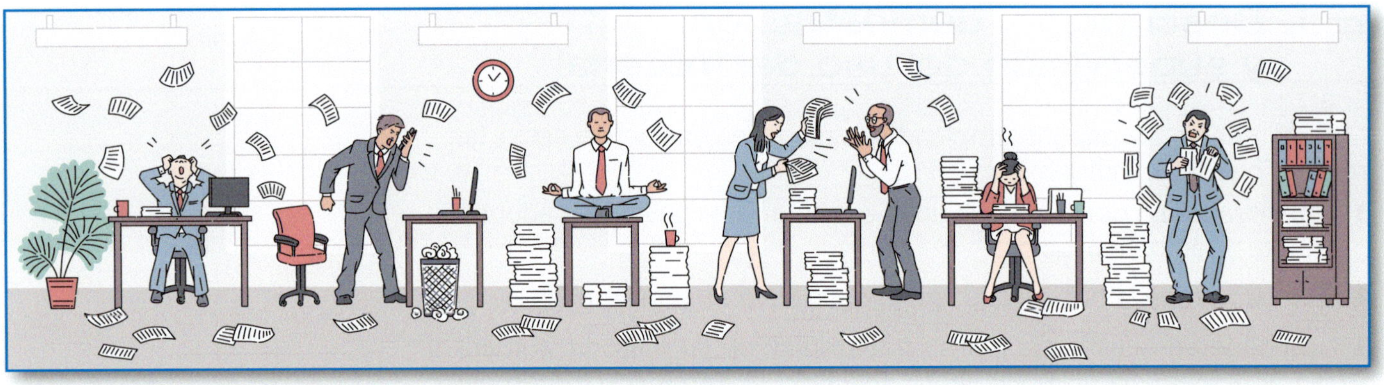

Figura 7. *El entorno de trabajo condiciona nuestro rendimiento.*

Los principios en los que nos basaremos para diseñar un entorno de trabajo adecuado y óptimo son los siguientes:

- **Dimensiones del lugar de trabajo.** La disposición general de los vasos, espacios y zonas exteriores, zonas de tránsito entre vasos… debe ser adecuada.
- **Renovación de aire ajustada.** Según ambiente, normativa, número de personas, intensidad de la actividad planteada, dimensión de la instalación, condiciones térmicas, etc.
- **Condiciones térmicas.** Según lo estipulado en la normativa de instalaciones acuáticas.
- **Iluminación** (Figura 8). Debe proporcionar una percepción visual óptima para las actividades a desarrollar. Tiene especial importancia: luminancia, color, distribución de las luminarias, contrastes, ausencia de deslumbramientos y reflejos no deseados…
- **Color de la zona y del material de trabajo utilizado.** Tipo de material, si es de flotación u otro tipo, para su cuidado y posible reducción de lesiones.

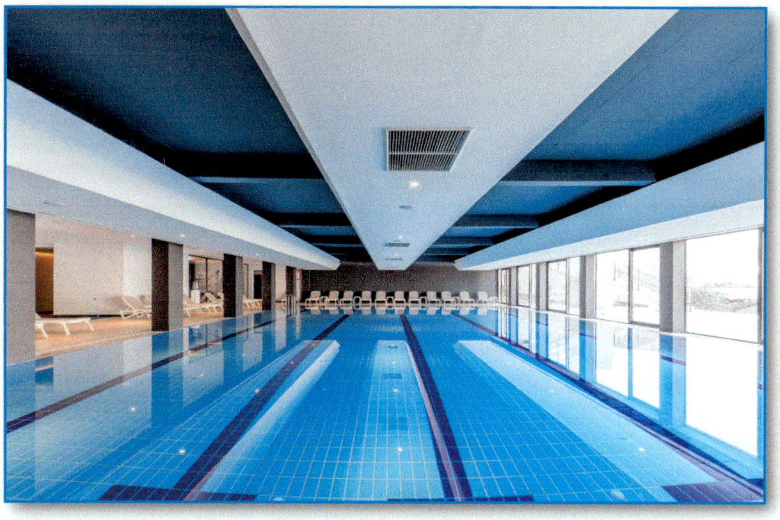

Figura 8. *Iluminación en la instalación.*

- **Entorno acústico.** Debe evitar efectos molestos o nocivos del ruido, incluidos los del exterior, prestando especial atención a los siguientes factores: nivel sonoro, espectro de frecuencias, distribución en el tiempo, percepción de señales acústicas e inteligibilidad de la palabra.

3. TÉCNICAS DE DIRECCIÓN DE ACTIVIDADES

En este tipo de actividades es importante que el proceso de enseñanza se realice de manera clara, donde se puedan **identificar fácilmente los diferentes movimientos** para que todos los participantes puedan realizar los ejercicios y movimientos de manera segura y eficaz. Generar un **hábito** en el paciente con la realización de los ejercicios propuestos es fundamental para la evolución de la lesión o enfermedad. Un hábito para continuar con su aprendizaje es crucial para mejorar su salud, realizando la rutina que más se ajuste a sus preferencias y necesidades. Es importante que el Técnico o especialista tenga una **actitud responsable** con la salud y conozca bien el cuerpo humano y el programa propuesto.

Cada programa posee unas pautas básicas que lo diferencian del resto y lo hacen apto para unos u otros. Requieren estrategias distintas para transmitir las enseñanzas necesarias para su desarrollo. Es fundamental **la empatía, la motivación y el liderazgo** para poder dirigir de manera adecuada las sesiones de este tipo de programas. Ayudarán a conectar con los participantes y a guiarlos para realizar una buena clase. Es importante que el Técnico sea un **buen comunicador** y que utilice el **tono correcto** de voz, modulando según requiera el momento. Observar a todos, conocerlos (sus nombres, problemas), transmitir correctamente y captar la atención permiten dirigir de forma óptima.

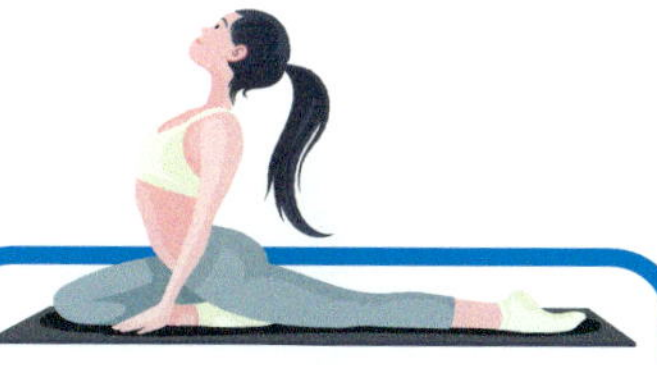

Principios para diseñar un entorno de trabajo adecuado: dimensiones del espacio, renovación del aire, condiciones, térmicas y acústicas, e iluminación.

3.1. Ubicación y desplazamiento del Técnico y del grupo

La ubicación del Técnico es fundamental para poder describir las diversas técnicas de los ejercicios propuestos, por lo que deberá ser **un lugar donde vea a todos por igual,** observando las ejecuciones, errores cometidos y que permita ofrecer indicaciones para poder solucionar dichos errores; debe permitir una comunicación fluida tanto verbal como no verbal entre paciente y Técnico Deportivo. La ubicación del Técnico, por tónica general, será **fuera del agua, en la zona de playa más cercana al vaso;** se debe buscar que la calle utilizada sea la más cercana al borde lateral para que permita esa cercanía entre técnico-paciente. Es fundamental combinar detalles de la técnica con sensaciones, animar y motivar ante ejecuciones correctas. Algo muy importante es el empleo de los **silencios,** muy útiles para la asimilación de conocimientos por parte del paciente. Para mantener la atención durante toda la sesión, que estén concentrados y trabajando para conseguir el objetivo buscado, se utilizan los desplazamientos a lo largo del vaso de manera paralela al paciente, siempre viendo a todos los participantes, **sin dar la espalda nunca,** algo que permite controlar la participación de todos en el ejercicio. Además de utilizar correcciones técnicas, es recomendable **ofrecer demostraciones y resaltar los errores más comunes** de los ejercicios. La cercanía, atención y amabilidad por parte del Técnico ayudarán a este a interactuar y conectar con los participantes (Figura 9). Si se produce esa simbiosis y conexión, los pacientes querrán continuar yendo a cada sesión con las mismas ganas e implicación.

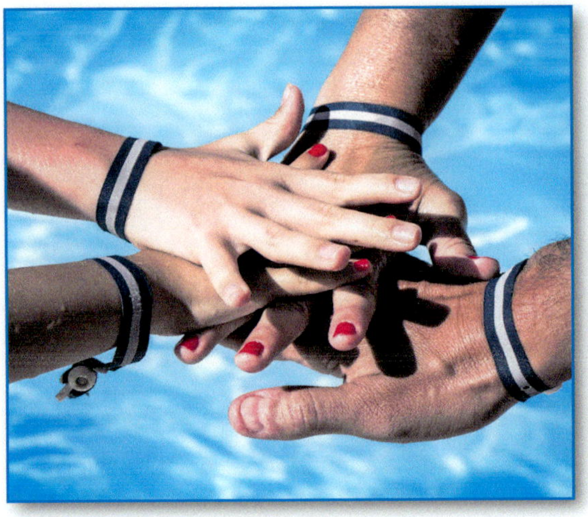

Figura 9. *Unión grupal.*

3.2. Control de la participación, interacción, previsión de incidencias y control de las contingencias

La mejor manera de controlar la participación de todos será mediante la supervisión constante de cada ejercicio y tarea pautada desde la ubicación del Técnico Deportivo, ofreciendo *feedback* de manera fluida para **aportar información de valor** a los participantes. Al comienzo de las actividades, se realizará un control de asistencia para saber quiénes están presentes en la sesión diaria.

Prevenir cualquier tipo de incidencia que pueda suceder durante las sesiones, ya sea por posibles accidentes, lesiones, inconvenientes surgidos, etc., estará desarrollado y formará parte de la planificación del programa y de las actividades, existiendo un **control de contingencias** que permitan mantener unas condiciones de seguridad e higiene en las clases realizadas, ofreciendo una actividad física saludable en el medio acuático. Eso se favorece con una **planificación** bien estructurada, en progresión, con utilización adecuada de materiales, intensidades adecuadas, etc. Por esto, se hace indispensable el conocimiento en profundidad de la materia y del programa a realizar.

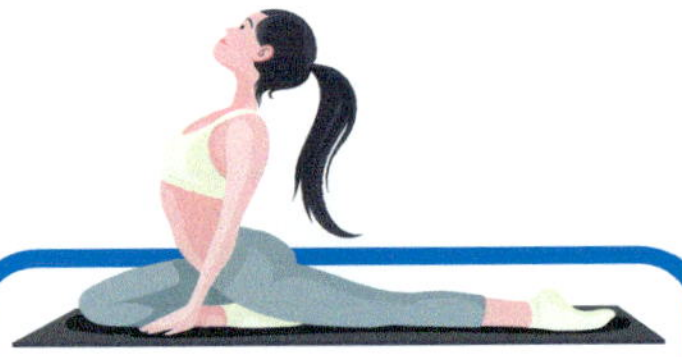

El Técnico, por lo general, se ubicará fuera del agua, en la zona más cercana al vaso, sin dar la espalda a los participantes.

4. DIVERSIFICACIÓN DE ACTIVIDADES Y ADAPTACIÓN POR NIVELES DENTRO DEL GRUPO

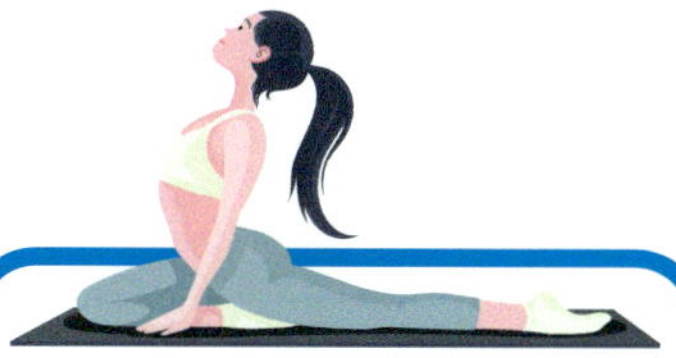

Hay tres niveles: iniciación, intermedio y avanzado; y en función de ellos se pueden introducir variantes en los ejercicios.

El planteamiento y la diversidad de actividades propuestas irán en concordancia con el programa de cada tipo de lesión y nivel. Por tónica general, los protocolos y pautas dados no requerirán de adaptaciones constantes para cada grupo, vendrán marcadas previamente. Pero sí que existen tres niveles conocidos: **iniciación, intermedio y avanzado,** según los cuales se pueden introducir variantes dentro de los ejercicios que ofrezcan una mayor complejidad o adaptabilidad, respecto a:

- **Los desplazamientos:** se pueden hacer en diferentes posiciones, con y sin apoyos, y según la postura (vertical, ventral, dorsal, lateral). Podemos desplazarnos lateralmente (derecha e izquierda), al frente/atrás y diagonalmente. También hay variantes sacando más parte del cuerpo fuera o menos.
- **Los giros:** los longitudinales son los más empleados, aunque también encontraremos los longitudinales, transversales y anteroposteriores (Figura 10).

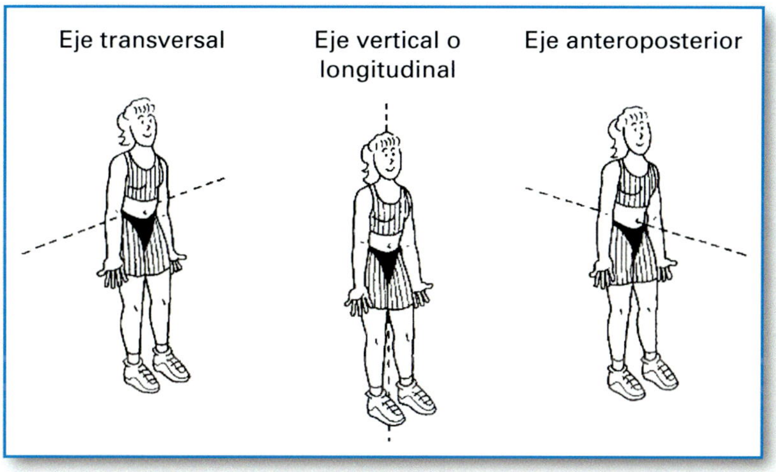

Figura 10. *Tipos de ejes para ejecutar giros.*

- **Los movimientos de brazos:** pueden ser en flexión, extensión, abducción o aducción, dependiendo del grupo muscular que queramos trabajar o del movimiento a realizar. También es importante la posición de la mano para poder hacer mayor o menor resistencia (puño cerrado, dedos abiertos o en forma de taza).
- **El uso de apoyos:** puede ser de varios tipos e influirá en la dificultad o intensidad del ejercicio, con los dos pies en el fondo, con solo un apoyo o en flotación (agrupados).
- **La longitud de la palanca:** (puedes recordar los grados y la definición de brazo de potencia y resistencia), a mayor longitud más arrastre, más amplitud del movimiento, más resistencia y más trabajo.
- **La superficie de empuje:** a mayor superficie de empuje, mayor resistencia; por lo tanto, será mayor la fuerza a realizar.

AMPLÍA TUS CONOCIMIENTOS

- **Puño y palma recta:** cortan el agua y ofrecen menos resistencia.
- **Dedos separados:** aumenta la intensidad al crear turbulencias y remolinos.
- **Manos en forma de taza:** más intensa por su arrastre.

Tras conocer todas estas variantes, se podrá jugar con ellas para facilitar y adaptar los ejercicios según el nivel del paciente y las condiciones de este. Las ayudas mediante materiales también permiten adaptaciones a los ejercicios propuestos, facilitando la realización de las ejecuciones.

4.1. Estrategias de motivación

Las estrategias de motivación más utilizadas por los Técnicos son las siguientes:

- Conocer a los participantes.
- Demostrar entusiasmo.
- Dedicar tiempo de manera individual a cada paciente.
- Mantener el interés y las ganas por lograr el objetivo.
- Variar los métodos de enseñanza.
- Fomentar la participación y el autoconocimiento.
- Ser alegre (Figura 11).

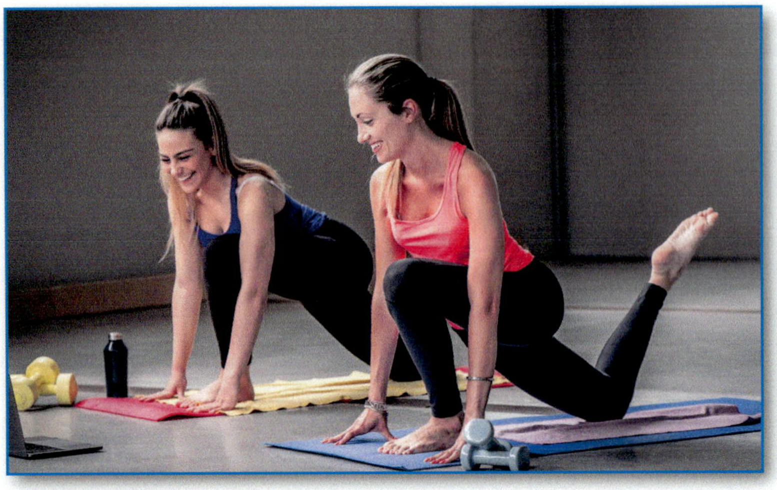

Figura 11. *Monitora alegre.*

- Organizar y planificar de manera adecuada las sesiones con objetivos reales y alcanzables.

Todas estas estrategias deben ir acompañadas de lo anteriormente expuesto sobre las formas de dirigir la clase.

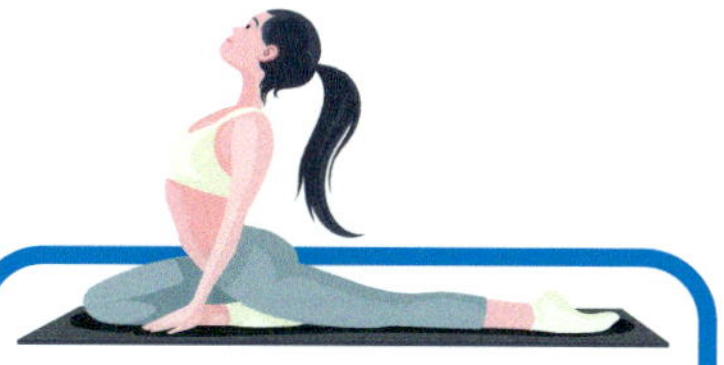

Si localizamos un error en la ejecución de algún movimiento habitual, podremos conseguir cambios y mejoras muy rápidos.

5. LOCALIZACIÓN DE ERRORES POSTURALES Y DE EJECUCIÓN

La localización de errores posturales habituales es una manera muy sencilla de mejorar y prevenir lesiones. No siempre somos conscientes, como pacientes, de lo que nos ocurre; pero, tras la realización de la valoración inicial y el diseño o asignación del programa, podemos **afrontar algunos errores posturales cotidianos** que cometemos en posiciones tan habituales como sentarnos en una silla, en el sofá, andar o dormir. Se hace especial hincapié en estas situaciones, puesto que serán las que mayor tiempo supongan a lo largo del día. De ahí, que si localizamos el error en la posición o en la ejecución de algún movimiento habitual, podremos conseguir cambios y mejoras muy rápidos.

5.1. Información sobre el conocimiento de la ejecución y de los resultados

Hay que dar consignas claras y precisas, que resulten fáciles, sin tecnicismos y que sean muy **sencillas de realizar** por el paciente. En la rutina diaria, en relación a lo antes mencionado, y en las actividades propuestas para la terapia acuática, con atención focalizada en: desplazamientos, movimientos controlados y posiciones con espalda recta y tronco erguido, ángulos de articulaciones adecuados, rangos y amplitud de movimiento óptima permitida para cada ejecución, colocación de la resistencia o la carga si se estima oportuno en el lugar idóneo, etc. Para saber si todo esto está realizándose correctamente está la **supervisión constante** del Técnico, que aportará conocimiento de resultados *(feedback)* constante, mediante comentarios y correcciones instantáneas o anotadas para verlas *a posteriori* y trabajarlas de manera pausada con el paciente.

5.2. Detección de la fatiga general y localizada

La fatiga constituye una de las causas más habituales de generación de errores posturales durante la realización de las sesiones, ya que puede producir modificaciones en la posición corporal del individuo durante la realización de la tarea. La aparición de **fatiga general** puede deberse a alteraciones en el funcionamiento del sistema nervioso central (SNC), llegando a producir fallos involuntarios, incluso influir a nivel metabólico. Por su parte, la **fatiga localizada** puede deberse a ejecu-

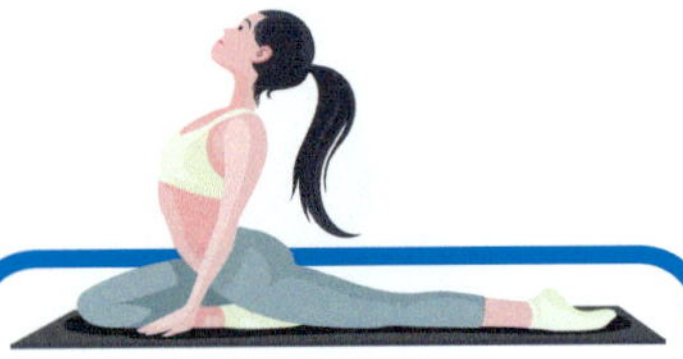

La fatiga constituye una de las causas más habituales de errores posturales durante la realización de las sesiones.

ciones repetidas de un grupo o grupos musculares, que desembocan en fallos producidos por ese cansancio y que pueden producir modificaciones posturales en la ejecución o incluso llegar a degenerar en lesiones.

5.3. Consignas que ayudan a reinterpretar sensaciones

Por todo ello, resulta muy interesante establecer unas **consignas** que ayuden a reinterpretar sensaciones cuando el cansancio acumulado durante la sesión o la semana sean elevados y que permitan saber al paciente que está trabajando **de manera eficiente y óptima.** Las más sencillas son:

- Destinar periodos de descanso adecuados entre sesiones.
- Utilizar intensidades progresivas dentro de la sesión que permitan autoconocerse al paciente.
- Asumir retos en cada clase para buscar una mejora diaria.
- Facilitar propuestas o adaptaciones en cada propuesta de tarea que permita conocer la sensación muscular de manera exacta.
- Retos diarios.
- Automatización de ejecuciones habituales y modelos de ejercicios.

6. ADAPTACIÓN DE LOS FACTORES DE LA PRESCRIPCIÓN EN HIDROCINESIA A PARTIR DEL PROTOCOLO DE REFERENCIA

Partiendo del protocolo general propuesto anteriormente en este módulo, la variabilidad de una serie de factores, como la intensidad, el volumen, la densidad, la carga de entrenamiento y la recuperación, permitirán que las adaptaciones a cada programa se ajusten de manera más personalizada, facilitando la prescripción de la propuesta de actividades de hidrocinesia. Siempre seguirán una pauta fundamental, la de proteger y mejorar la salud y la seguridad de los participantes en la actividad.

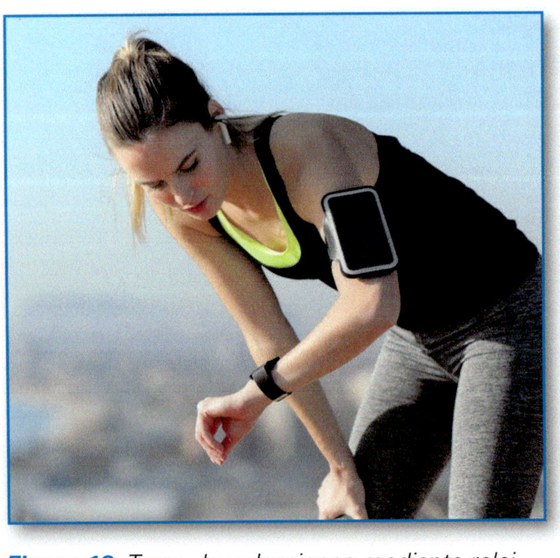

Figura 12. *Toma de pulsaciones mediante reloj.*

Las adaptaciones se podrán plantear en todos los factores mencionados, progresando en **intensidad** dentro de cada prescripción, desde la iniciación hasta el nivel avanzado, pudiéndose enumerar del 1 al 10, según la dificultad de las tareas. En relación con la **carga de entrenamiento,** las variaciones estarán en los metros recorridos, el tanto por ciento (%) de VO_2 (volumen consumo oxígeno) o en las pulsaciones (Figura 12). Si nos fijamos en el **volumen** y en la **densidad,** nos referiremos a las sesiones semanales y a la duración de ellas, la repartición de la carga y del ejercicio activo dentro de estas, estrechamente ligado con la **recuperación** entre sesiones e intrasesiones. A modo de ejemplo, dejar dos casos prácticos de prescripciones idénticas con adaptaciones totalmente opuestas según lo visto (Tabla 1).

TABLA 1 Programa de hidrocinesia adaptado a dos niveles

	Adaptación iniciación	Adaptación avanzada
Intensidad	Baja, sin cargas o cargas livianas	Alta, con cargas medias-altas
Volumen	Número de repeticiones y de series bajo (de 6-10 repeticiones y en bloques de 2-3 series máximo)	Número de repeticiones y series alto (de 15-30 repeticiones y en bloques de 3-5 series máximo)
Densidad	1-2 sesiones/semanales y descansos prolongados entre ejercicios	3-5 sesiones/semanales y descansos cortos intrasesión e intersesión
Carga de entrenamiento	Baja, duración no más de 30 minutos de parte principal	Alta, duración mayor a 30 minutos de parte principal
Recuperación	Largas entre ejercicios (1,30-3 minutos) y entre sesiones 48-72 h mínimo	Cortas entre ejercicios (15 segundos-1 minuto) y entre sesiones 24-48 h

7. EJERCICIOS, VARIANTES Y TÉCNICAS MANIPULATIVAS EN LAS ACTIVIDADES DE HIDROCINESIA

En los programas de hidrocinesia se emplearán algunas **técnicas manipulativas,** entre las cuales destacan:

- Las articulares.
- Las sin impulso.
- Las *thrust.*

Como venimos diciendo en todo el capítulo, las adaptaciones y ejercicios de hidrocinesia dependerán del perfil del paciente, pero deberán seguir los principios del entrenamiento de **progresión, individualización, continuidad, multilateralidad y, ahora también, el de variedad.** Así pues, en la Tabla 2 describiremos una serie de ejercicios con las variantes y técnicas manipulativas empleadas.

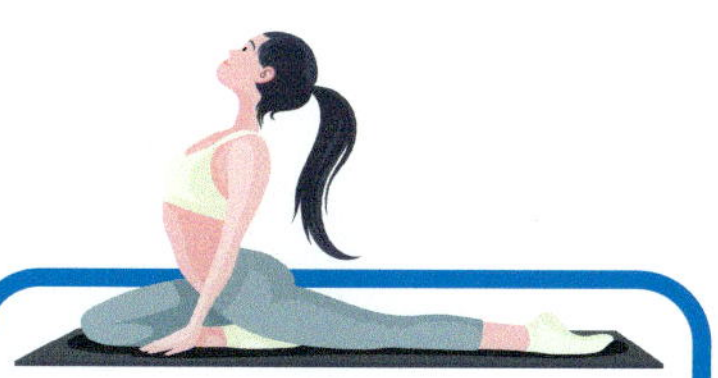

Las adaptaciones seguirán una pauta fundamental: proteger y mejorar la salud y la seguridad de los participantes en la actividad.

TABLA 2 Ejercicios con las variantes y técnicas manipulativas empleadas

Actividades de hidrocinesia			
	Ejercicio	Variantes	Técnica manipulativa
1	Caminar	Iniciación: realizar pasos cortos y en posición neutra, hacia delante	Sin impulso, *thrust*, articulares
		Intermedio: pasos más largos, elevando rodillas, mayor inmersión del tronco, hacia delante y atrás	*Thrust*, articulares
		Avanzado: igual que el anterior, pero inmersión total e ir más rápido, delante, atrás y lateral	Articulares
2	Tracción y empuje brazos	Iniciación: realizar tracciones y empujes, manos abiertas y velocidad controlada	*Thrust*, articulares
		Intermedio: realizar tracciones y empujes, manos cerradas o puños y velocidad media-alta	Articulares
		Avanzado: realizar tracciones y empujes con tabla y velocidad alta-muy alta	Articulares

7.1. Ejecución, demostración y descripción de movimientos característicos

Es fundamental en el proceso de enseñanza la demostración previa a la ejecución del gesto, por parte de los participantes en la actividad de hidrocinesia. Esta servirá como guía para conocer las pautas básicas a seguir en la descripción de movimientos característicos de cada ejercicio. Esta función de **ejecutar correctamente la demostración,** describiendo cada fase del movimiento y aclarando los puntos clave para una ejecución correcta, donde exista la máxima de **velar por la higiene postural y la salud del paciente,** recaerá en el Técnico especialista encargado de llevar el programa de entrenamiento. Esto irá vinculado al proceso de *feedback* y corrección constante, primordial para alcanzar el éxito en la ejecución.

7.2. Ayudas manuales, mecánicas, visuales y medios audiovisuales

Las ayudas que se facilitarán para la realización de las tareas deben ser **eficaces y sencillas en su objetivo,** y atender a la necesidad del usuario que las emplee. La ayuda escogida, adecuada a cada perfil, dependerá del grado de discapacidad, déficits, entorno, capacidades y habilidades de aprendizaje del paciente:

- **Manuales.** Realizadas manualmente por el Técnico o la persona encargada de acompañar y facilitar las tareas al paciente. Suelen realizarse para mejorar la amplitud de movimiento, aportar equilibrio y seguridad, etc.
- **Mecánicas.** Realizadas con algún elemento mecánico que permite la ejecución de los ejercicios y que progresivamente se irán retirando para intentar dar autonomía al paciente.
- **Visuales.** Empleadas con fotos, dibujos o demostraciones por parte del Técnico, que permitan realizar la tarea ajustándose al máximo a los patrones solicitados.
- **Medios audiovisuales** (Figura 13). Cada vez más frecuentes, debido a las nuevas tecnologías que cada día están más presentes en nuestro día a día. Pueden ser desde vídeos con ejecuciones, fases del ejercicio, correcciones automáticas a la ejecución realizada y donde se pueden comparar movimientos con patrones estándar, hasta álbumes con ejecuciones anteriores para motivar y mostrar la evolución en la tarea. Cada vez hay más aplicaciones que toman los ejercicios y los analizan con angulaciones, velocidad de ejecución, etc. En aparatos como móviles, *tablets,* portátiles o incluso incluidas en la instalación mediante proyectores o pizarras digitales.

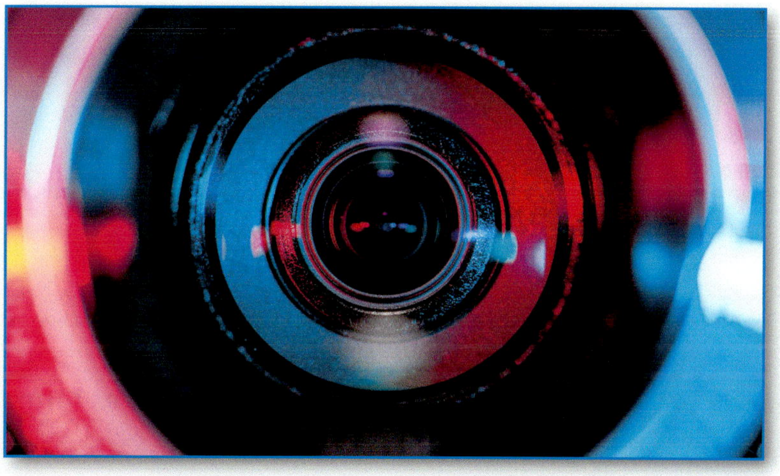

Figura 13. *Cámara.*

8. ADAPTACIÓN DE LAS TÉCNICAS ESPECÍFICAS DE HIDROCINESITERAPIA

8.1. Método de Bad Ragaz. Fijación del participante, dirección y control de los parámetros de los ejercicios

Método basado en la integración de los movimientos diagonales tridimensionales dentro de los métodos de terapia acuática, publicado por Egger (1990), como el método del anillo de Bad Ragaz (BRRM).

El BRRM utiliza los siguientes principios básicos a partir de los fundamentos más importantes de la hidrodinámica, neurofisiología y facilitación neuromuscular propioceptiva (FNP):

- Máxima resistencia isotónica e isométrica durante el movimiento, adaptado a las habilidades del paciente.
- Agarre correcto por el terapeuta, que ayuda a estimular piel, músculos y propioceptores, y a facilitar el movimiento.
- Estimulación nerviosa en aproximación y tracción en articulaciones.
- Instrucciones verbales cortas y precisas que estimulan el movimiento activo.
- Cambios de agarres para incrementar la dificultad en la ejecución y en la calidad del movimiento, ofrecer más resistencia a la inicial.

Este método tiene los siguientes objetivos:

- Reducir el tono muscular.
- Relajar.
- Aumentar el arco de movimiento articular, la capacidad aeróbica y la resistencia.
- Disminuir el dolor.
- Mejorar la estabilidad del tronco y la potencia muscular, las habilidades funcionales y la coordinación de los patrones de movimiento.

Identificamos tres clases de actividad muscular en el BRRM:

1. Isocinética.
2. Isotónica.
3. Isométrica.

Se puede progresar en los ejercicios de las siguientes formas:

- Aumentar arcos de movilidad articular.
- Cambiar el agarre de manos de proximal a distal.
- Aumentar la velocidad de movimiento.
- Cambiar la forma del cuerpo, la dirección de movimientos.
- Aumentar la resistencia con uso de equipamiento.
- Usar menos flotación o menos ayudas.

También **pueden distinguirse tres grupos de patrones de movimiento:**

1. Los que trabajan sobre las piernas.
2. Los que trabajan sobre el tronco.
3. Los que trabajan sobre los brazos.

A modo de resumen, es un sistema de ejercicios de resistencia para potenciar y movilizar, con gran variedad de características.

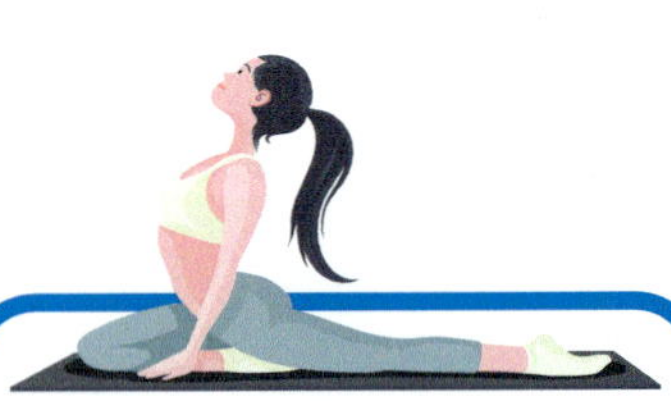

El método de Bad Ragaz está basado en la integración de los movimientos diagonales tridimensionales dentro de los métodos de terapia acuática.

8.2. *Ai-chi.* Técnicas de taichí adaptadas al medio acuático

Técnica creada por Konno, autoridad japonesa en natación y *fitness* acuático, que fundó el Aqua Dynamics Institute de Japón. Se trata de una técnica basada en realizar ejercicios que aumentan el consumo de O_2 y de calorías mediante la posición correcta del cuerpo en el agua, en bipedestación. Basada en los principios del taichí (Figura 14), practica técnicas de respiración. Es perfecta para la relajación e ideal para mejorar rangos articulares de movimiento. El *ai-chi* combina los conceptos del taichí con los del *shiatsu* y los del *watsu*. Se realiza de pie con el agua hasta los hombros y combina la respiración profunda con los movimientos lentos de brazos, piernas y tronco. El terapeuta no realiza contacto alguno, instruye verbal y visualmente mediante la realización de los ejercicios.

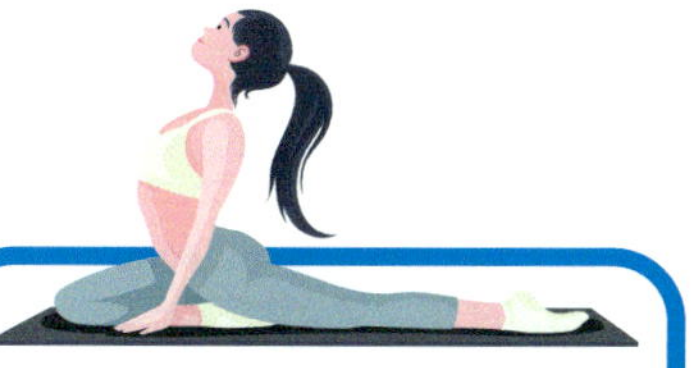

El ai-chi *es una técnica basada en el taichí, que se practica de pie, con el agua hasta los hombros, y combina la respiración profunda con los movimientos lentos de brazos, piernas y tronco.*

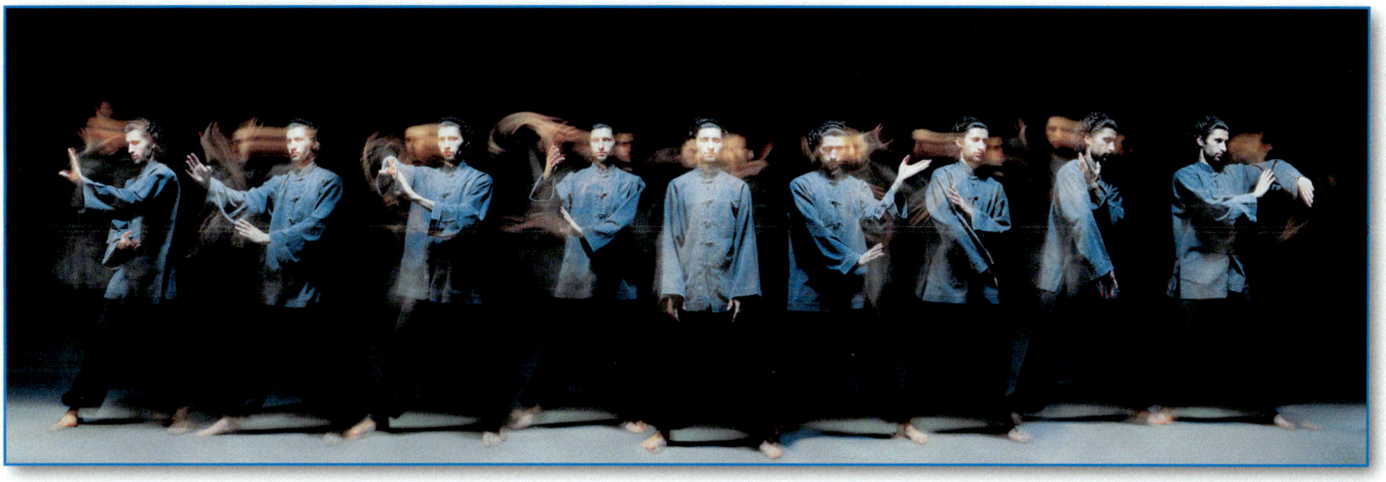

Figura 14. *Taichí.*

8.3. PNF acuático. Técnicas de dirección de ejercicios activos, asistidos, resistidos

Es un concepto de trabajo en seco, con gran cantidad de objetivos. Una forma de ejercicio activo, basado en los modelos del método de facilitación neuromuscular propioceptiva (PNP). El fisioterapeuta busca reproducir una serie de movimientos funcionales en espiral y en diagonal mediante estímulos verbales, visuales y táctiles (Figura 15). Los movimientos debe realizarlos el paciente activamente o bien asistidos o resistidos por el fisioterapeuta, aunque también pueden emplearse accesorios con tales fines. El equilibrio y la estabilidad permanecen casi continuamente en la sesión.

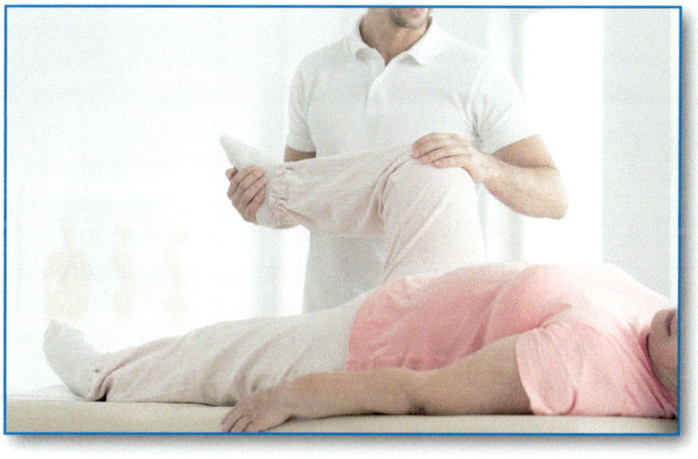

Figura 15. *PNP en seco.*

8.4. Feldenkrais acuático. Integración funcional en el agua

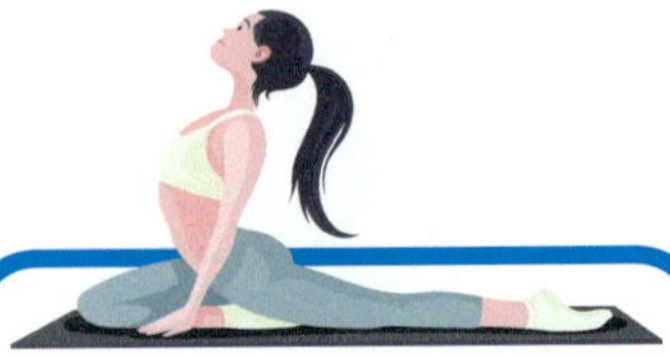

El Feldenkrais acuático combina movimientos activos y pasivos que permiten recuperar la movilidad normal sin dolor.

El Feldenkrais acuático consiste en una combinación de movimientos activos y pasivos basados en las etapas del desarrollo infantil. Estos movimientos permiten recuperar la movilidad normal sin dolor. Ashton tomó estos movimientos y los trasladó a la piscina. El fisioterapeuta le enseña una serie de movimientos fluidos, rítmicos y lentos, junto con una respiración profunda. En movimientos activos, instruye verbal y visualmente, de manera guiada, mientras que en los pasivos, guía al paciente con sus manos (Figura 16). Al trabajar en la piscina, los efectos del agua caliente y la disminución de la gravedad favorecen los movimientos en una posición funcional. Se persigue un fin común, no mucho movimiento, solo movimiento bueno.

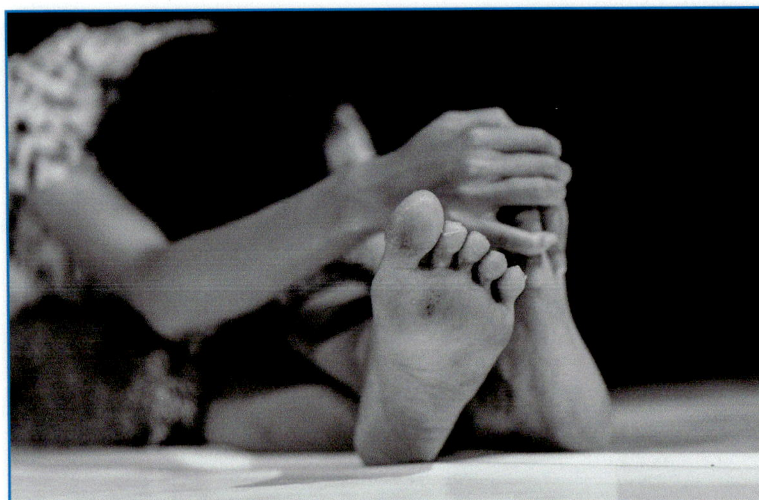

Figura 16. *Movimientos lentos y con respiración profunda.*

8.5. Método Halliwick. Aplicación de desestabilizaciones y movimientos de rotación al participante

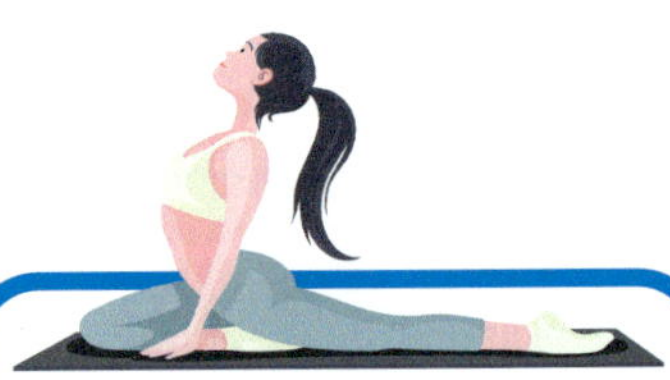

El método Halliwick consiste en conseguir un equilibrio y un control postural a través de desestabilizaciones progresivas que el fisioterapeuta proporciona al paciente.

El método Halliwick es uno de los más utilizados en la hidroterapia a nivel mundial y tiene más de 50 años de historia. Consiste básicamente en conseguir un equilibrio y control postural a través de desestabilizaciones progresivas que el fisioterapeuta proporciona al paciente, progresando hacia una serie de movimientos que requieran un control rotatorio mayor, para enseñar el control sobre el movimiento. Está basado en un programa de 10 puntos. Considerado una forma de vida, busca enseñar a todos, en especial a los que tienen dificultades físicas o para el aprendizaje, a participar en actividades acuáticas, moviéndose de manera independiente en el agua.

Este método trabaja sobre ejes, y se basa en el principio de que cuando la fuerza de flotación y de gravedad no actúan en la misma línea producen rotaciones en el cuerpo. Los puntos fuertes de este ejercicio

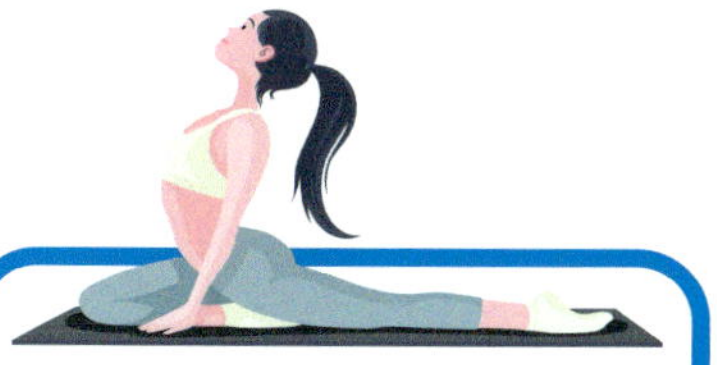

El watsu *procede de* water *y* shiatsu. *Se practica mediante movimientos combinados con una respiración lenta y rítmica, realizados por el fisioterapeuta en el agua.*

son el control postural, el equilibrio y la estabilidad (Figura 17). Es muy importante en las sesiones el dinamismo y la fluidez.

En el programa de los 10 puntos antes mencionado se percibe un proceso de desarrollo que va desde el ajuste mental al control del equilibrio y el movimiento, conduciendo al individuo a una independencia en el agua.

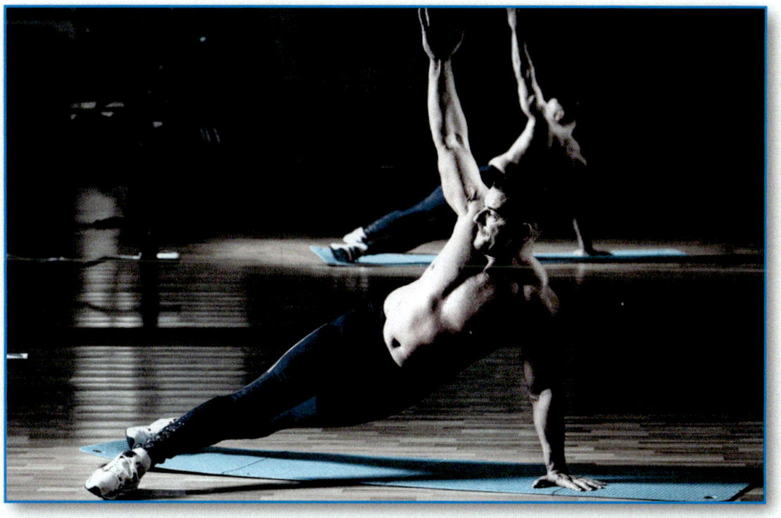

Figura 17. *Control postural y equilibrio en seco.*

8.6. Movimientos *watsu.* Movilizaciones pasivas

El *watsu* procede de *water* (agua) y *shiatsu,* y es una terapia acuática que actúa sobre el cuerpo, mediante una serie de movimientos pasivos de flexión y extensión con tracción y rotación, posiciones, estiramientos y presiones, combinados con la respiración lenta y rítmica realizados por el fisioterapeuta en el medio acuático. Los movimientos están basados en el *zen shiatsu,* que buscan un estado de relajación y bienestar del cuerpo y la mente (Figura 18).

Esta técnica siempre se aplica en aguas con temperatura de 33-36 °C. Las técnicas corporales de origen occidental actúan de manera directa sobre el cuerpo de la persona, mientras que el componente espiritual de las técnicas orientales actúa sobre la parte más profunda de la mente y el ser.

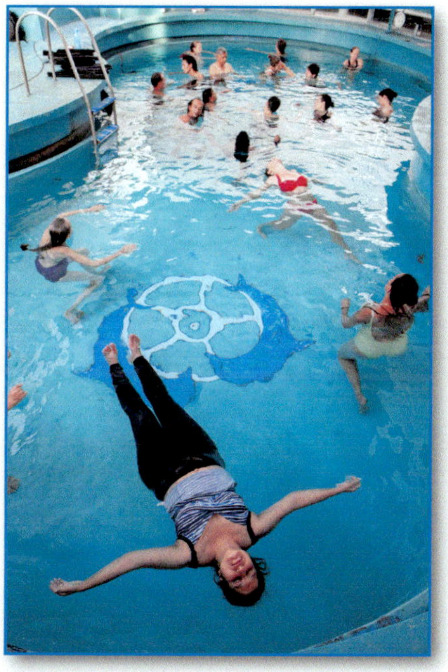

Figura 18. Watsu.

RESUMEN

- ✓ Las técnicas de comunicación en la dirección y dinamización de actividades de hidrocinesia son: **dirección, organización y dinamización.**
- ✓ Los estilos más comunes de enseñanza son: **directivo, participativo, permisivo.**
- ✓ La comunicación puede ser **verbal y no verbal** (mimética, corporal y extraverbal).
- ✓ Hay dos técnicas de enseñanza: **instrucción directa** y **búsqueda o enseñanza guiada.**
- ✓ Los principios que debemos cuidar para tener un **entorno de trabajo adecuado** son: dimensiones, renovación de aire, condiciones térmicas, iluminación, color de la zona y entorno acústico.
- ✓ Se pueden introducir variantes en ejercicios en relación con: **desplazamientos, giros y movimientos de brazos.**
- ✓ La **fatiga** constituye una de las causas más habituales de errores posturales en las sesiones.
- ✓ Lo fundamental de estas sesiones será **proteger y mejorar la salud y la seguridad** de los participantes en la actividad. En el proceso de enseñanza se debe realizar una **demostración previa** a la ejecución; la corrección y el *feedback* constante son primordiales.
- ✓ Las técnicas específicas de **hidrocinesiterapia** son: método de Bad Ragaz, *ai-chi*, PNF acuático, Feldenkrais acuático, método Halliwick y *watsu.*

GLOSARIO

Abducción: movimiento por el cual un miembro o un órgano se aleja del plano medio que divide imaginariamente el cuerpo en dos partes simétricas.

Aducción: movimiento por el cual un miembro o un órgano se acerca al plano medio que divide imaginariamente el cuerpo en dos partes simétricas.

Argot (o jerga): modalidad lingüística especial de un determinado grupo social o profesional, que sus hablantes solo usan en cuanto miembros de ese grupo.

Lengua culta: aquella que usan las personas consideradas instruidas, normalmente con estudios superiores, en contextos tanto formales como informales.

Lenguaje mimético (o señas): aquel que imita mediante gestos, la forma de hablar y otras características de una persona.

Shiatsu: técnica que utiliza la presión de los dedos con el objetivo equilibrar la energía del organismo. En esta se utilizan los pulgares y las palmas de las manos con las que se ejerce una presión sobre la piel. Su función principal es fortalecer la salud y tratar enfermedades específicas.

Taichí: arte marcial surgido en China hace siglos, para la lucha cuerpo a cuerpo, aunque actualmente se asocia a una rutina de ejercicios físico-espirituales dirigidos a mejorar nuestra salud y calidad de vida.

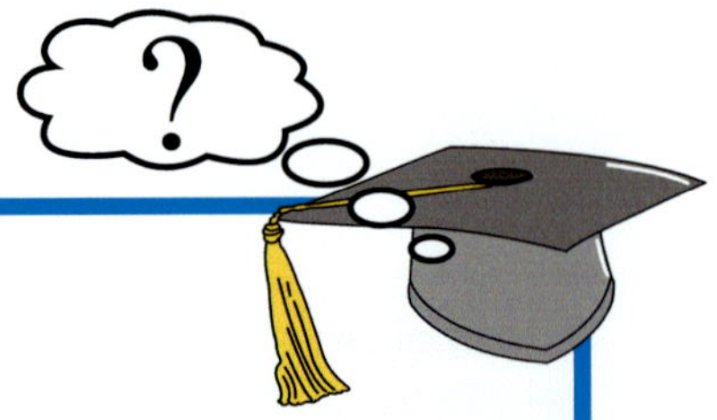

EJERCICIOS

- **E1.** Desarrolla, dentro del esquema de la Figura 1 del capítulo, el apartado de dirección, ejemplificando cada uno de los puntos con experiencias o vivencias relacionadas con el deporte en tu vida. Hazlo a modo de mapa conceptual en una página.
- **E2.** ¿Cuál consideras que es el estilo de enseñanza más empleado por los Técnicos deportivos? Argumenta tu respuesta. Y para ti, ¿cuál sería el más adecuado y por qué? Responde con 300-350 palabras.
- **E3.** Elabora un Power Point donde aparezcas realizando al menos 15 expresiones faciales/corporales e indica al final cuáles son, a modo de concurso: "¿Qué expresa cada imagen?".
- **E4.** Plantea la enseñanza de un gesto técnico de natación en formato ficha mediante dos estrategias en la práctica: 1 (global), 2 (analítica). Argumenta por qué empleas cada una de estas en dicho gesto. Describe el ejercicio y la representación gráfica.
- **E5.** En grupos de tres personas, elaborad un Power Point de diez páginas diseñando un entorno de trabajo adecuado para vosotros. Podéis dibujar vosotros mismos el lugar que os gustaría que fuera. Acompañad de música para amenizar la presentación e indicad los aspectos claves para vosotros de cada principio.

EVALÚATE TÚ MISMO

1. Dentro de las técnicas de comunicación en la dirección y dinamización de actividades de hidrocinesia encontramos:

❑ a) *Feedback*.
❑ b) Reglas.
❑ c) Material.
❑ d) Dinamización.

2. ¿En qué estilo de enseñanza el Técnico escucha opiniones y valora?:

❑ a) Directivo.
❑ b) Participativo.
❑ c) Permisivo.
❑ d) Competitivo.

3. ¿Cuáles son las zonas de influencia del lenguaje oral?:

❑ a) Matemático.
❑ b) Cinematográfico.
❑ c) Jerga.
❑ d) Todas las respuestas anteriores son correctas.

4. ¿Qué manifestación permite observar la expresión facial y corporal, por posturas, dirección de la mirada o conducta del interlocutor?:

❑ a) Extraverbal.
❑ b) Señas.
❑ c) Corporal.
❑ d) Verbal.

5. ¿Qué técnica es utilizada para aprender movimientos complejos y específicos de los deportes, técnica, técnico-táctica?:

❑ a) Búsqueda guiada.
❑ b) Estilo indirecto.
❑ c) Las respuestas a y b son correctas.
❑ d) Ninguna de las respuestas anteriores es correcta.

6. ¿Qué técnica ayuda al alumno con el problema planteado?:

❑ a) Búsqueda guiada.
❑ b) Estilo indirecto.
❑ c) Las respuestas a y b son correctas.
❑ d) Ninguna de las respuestas anteriores es correcta.

7. Algunos de los principios en los que nos basaremos para diseñar un entorno de trabajo adecuado y óptimo son:

❑ a) Dimensiones del lugar de trabajo.
❑ b) Condiciones térmicas.
❑ c) Iluminación.
❑ d) Todas las respuestas anteriores son correctas.

8. ¿Qué es fundamental para poder describir las diversas técnicas de los ejercicios propuestos?:

❑ a) Localización del alumnado.
❑ b) Ubicación del Técnico.
❑ c) Voz e intensidad de la información.
❑ d) Comunicación fluida.

9. Dentro de los movimientos de brazos utilizados en la realización de ejercicios, según la posición de la mano se modificará la complejidad de estos. ¿Cuál aumenta la intensidad al crear turbulencia y remolinos?:

❑ a) Dedos separados.
❑ b) Puño y palma recta.
❑ c) Manos en forma de taza.
❑ d) Ninguna de las respuestas anteriores es correcta.

10. ¿De qué manera el Técnico aportará conocimiento al usuario para conocer si está realizando adecuadamente el ejercicio?:

❑ a) Imágenes.
❑ b) Voces.
❑ c) Comentarios y correcciones instantáneas o anotadas.
❑ d) Demostraciones.

11. Las actividades de hidrocinesia seguirán una pauta fundamental, que será:

❑ a) Evitar lesiones.
❑ b) Tonificar y fortalecer el cuerpo.
❑ c) Aumentar la autoconfianza.
❑ d) Proteger y mejorar la salud.

12. ¿Qué tipos de ayudas diferenciamos?:

❑ a) Manuales, mecánicas.
❑ b) Visual, medios audiovisuales.
❑ c) Demostraciones y apoyos manuales.
❑ d) Las respuestas a y b son correctas.

13. ¿Qué técnica está basada en realizar ejercicios que aumentan el consumo de O_2 y de calorías mediante una posición correcta del cuerpo en el agua, en bipedestación?:

❑ a) *Ai-chi.*
❑ b) Bad Ragaz.
❑ c) PNF acuático.
❑ d) Feldenkrais acuático.

14. ¿Qué técnica se basa en una serie de movimientos pasivos de flexión y extensión con tracción y rotación, posiciones, estiramientos y presiones, combinados con la respiración lenta y rítmica?:

❑ a) PNF acuático.
❑ b) *Watsu.*
❑ c) Bad Ragaz.
❑ d) Feldenkrais acuático.

15. ¿Qué técnica está basada en un programa de 10 puntos?:

❑ a) Bad Ragaz.
❑ b) PNF acuático.
❑ c) Feldenkrais acuático.
❑ d) Ninguna de las respuestas anteriores es correcta.

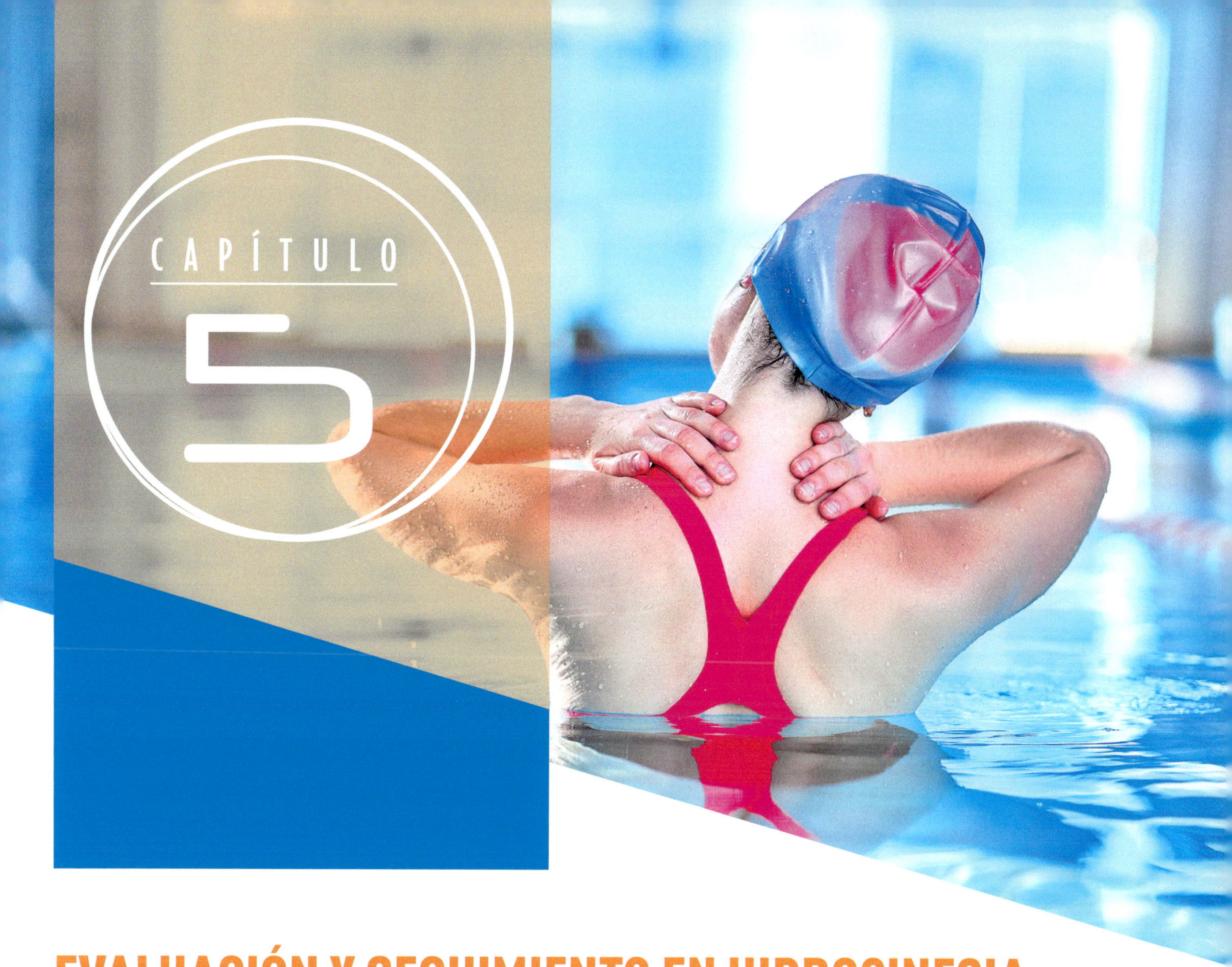

CAPÍTULO

5

EVALUACIÓN Y SEGUIMIENTO EN HIDROCINESIA

Francisco José Cuadrado Ortega

Sumario

1. Procedimientos y pautas de aplicación de instrumentos de evaluación en hidrocinesia
2. Parámetros e indicadores en la evaluación de la programación de la sesión
3. Parámetros e indicadores de la ejecución
4. Parámetros e indicadores del nivel de seguridad
5. Valoración del resultado y del proceso
6. Registro, tratamiento estadístico e interpretación de datos
7. Memorias de evaluación
- Resumen, glosario, ejercicios y test de evaluación

Para concluir este módulo, conoceremos los **instrumentos de evaluación, plantillas de registro y protocolos de aplicación** empleados para estas actividades. Aprenderemos a adecuar y ajustar a partir de estos las programaciones realizadas, para lo que es de vital importancia conocer las estrategias de enseñanza, los *feedback* de ejecución y la anotación y extracción de los datos obtenidos. Conoceremos los aspectos fundamentales asociados al **proceso de evaluación** y finalizaremos el capítulo aprendiendo a elaborar una memoria de evaluación, así como las **propuestas de mejora** respecto de la propuesta realizada previamente.

1. PROCEDIMIENTOS Y PAUTAS DE APLICACIÓN DE INSTRUMENTOS DE EVALUACIÓN EN HIDROCINESIA

Existen muchos **instrumentos de evaluación** disponibles (Figura 1), y la mayoría de ellos pueden ser aplicados a actividades de hidrocinesia. Desde el punto de vista práctico, utilizar los existentes permite ahorrar mucho tiempo y recursos. Estos son sólidos, ya que **han sido probados y estandarizados previamente,** por lo que son válidos y confiables. Permiten analizar en mayor profundidad, disponen de unas pautas o procedimientos a seguir para su aplicación, que permiten aplicarlos de manera rápida y sencilla, e incluyen orientaciones para la interpretación de los resultados. Por contra, suelen ser caros y se enfocan a grupos concretos y alejados del propósito que nos mueve. Antes de utilizarlos, es importante estar seguros de que los objetivos y contenidos están en línea con nuestros objetivos de evaluación.

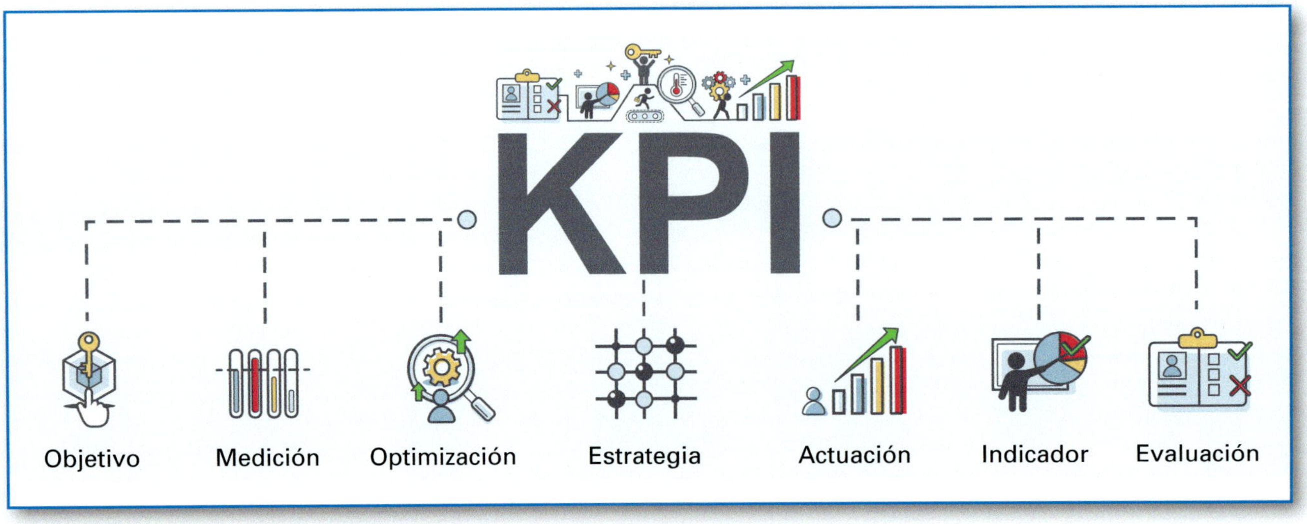

Figura 1. Key Performance Indicators (KPI). *En español, indicadores clave de rendimiento o desempeño.*

INFORMACIÓN IMPORTANTE

Debemos evitar:

- Elegir instrumentos por tener buena fama o haber sido usados antes.
- Usar información porque está disponible.
- Usar métodos con los que no estamos familiarizados, sin formarnos adecuadamente.
- No facilitar adaptaciones a quienes lo requieran.

Si decidimos diseñar un instrumento, lo crearemos a medida para que esté perfectamente vinculado con los objetivos del programa y con precisión al contexto que rodea al/los evaluado/s. Sin embargo, elaborarlo es caro, lento, y limitado.

Pautas a seguir para crear instrumentos de evaluación:

- El propósito del test, los usos sugeridos de sus resultados, incluyendo el grupo y las cualificaciones de intérpretes de los datos.
- Cómo se construyó el test.
- Normas, escalamiento, información detallada sobre la muestra con la que se construyó la norma (hay que compararlo con el grupo).

Las técnicas más usadas para recoger evidencias de desempeño son:

- La observación directa en ambiente real de trabajo.
- La simulación de situaciones.
- El análisis de productos y de documentos.
- Las entrevistas.

Componentes del instrumento de evaluación:

- Información general para el proceso de evaluación.
- Introducción.
- Instrucciones de aplicación del instrumento.
- Tabla de aplicación o cuerpo del instrumento.
- Instrucciones para la calificación del instrumento.
- Instrucciones para determinación del resultado.
- Resultado.
- Retroalimentación al candidato.
- Firmas correspondientes.

Las pautas a seguir para aplicarlos dependerán de una serie de criterios, que permitirán clasificar la evaluación según el tipo de instrumento empleado para cada circunstancia (Tabla 1).

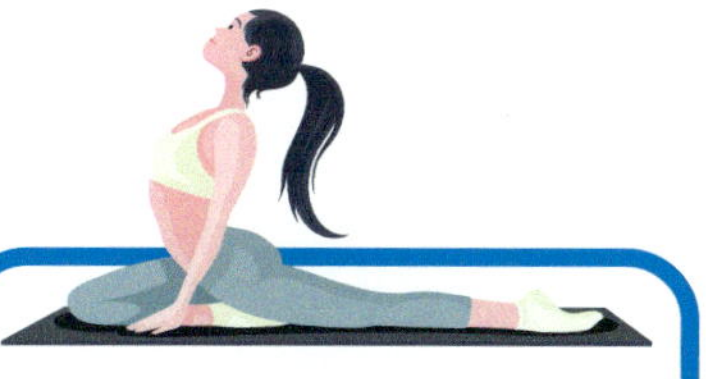

Las técnicas para recoger evidencias de desempeño son: observación directa en ambiente real de trabajo, simulación de situaciones, análisis de productos y de documentos, y entrevistas.

TABLA 1 Clasificación de los tipos de evaluación según criterios

Criterio de clasificación	Tipos de evaluación
Agente evaluador	Autoevaluación, coevaluación, heteroevaluación
Momento	Evaluación continua y final
Propósito	Evaluación sumativa, formativa, de diagnóstico
Objeto	Conceptos, principios, hechos Procedimientos, habilidades, destrezas, etc. Actitudes, preferencias, valores, personalidad
Usos e interpretación de la puntuación	Evaluación referida a la norma y al criterio
Modos de puntuación	Evaluación global y analítica
Actividad del evaluado	Evaluación escrita (examen, trabajo, memoria) Oral (entrevista, exposición, presentación) Evaluación (otras) *role playing*, juegos, etc.
Actividad del evaluador	Observación, entrevista, pruebas, escalas, cuestionario, otras (porfolio, grupo de discusión)

- ¿A quién se evalúa y quién evalúa?
- ¿Cuándo se pasa el instrumento de evaluación?
- ¿Qué propósito tiene?
- ¿Qué objeto mide?
- ¿Qué actividad se mide del paciente?
- ¿Qué actividad se mida del evaluador?
- ¿Qué objetivo persigue dicha evaluación?

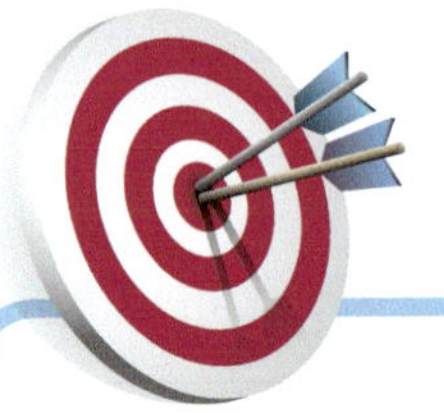

RECUERDA QUE

Para facilitar el conocimiento de resultados y la información mensual sobre la evolución obtenida, es recomendable pasar los test al menos una vez al mes.

1.1. Confección de plantillas de registro

Conocidas las pautas de aplicación, es vital confeccionar unas plantillas de registro (Tablas 2 y 3) para anotar los datos que se quieran conocer y evaluar en el proceso. Seguir unos ítems claros y bien definidos permitirá ser precisos en la toma de datos, evitando la subjetividad en el proceso. No recomendamos extenderse demasiado en las plantillas de registro, estableciendo unas valoraciones de 1-10 para todos los ítems registrados, y que vayan desde factores físicos (habilidades, cualidades físicas), funcionalidad (desplazamientos, movimientos), psicológicos (estado de ánimo, estrés, motivación), fisiológicos y, cómo no, de rendimiento (consecución de objetivos).

Ejemplo de plantilla de registro con anotaciones por ítems — **TABLA 2**

Nombre:			Monitor:			
Hora			Día			
Ejercicios		**Factores físicos**	**Funcionalidad**	**Psicológicos**	**Fisiológicos**	**Rendimiento**
1	Remo sentado en tabla 3 x 30 minutos	Mejora: fuerza, resistencia, propiocepción	Mejora: movilidad articular, movimiento tren superior	Mejora: motivación, ánimo, fortaleza mental	Mejora: capacidad pulmonar, relajación muscular	Consigue hacerlo, tonifica y potencia región *core*
2	Empuje-tracción con tabla 3 x 30 minutos	Mejora: fuerza, resistencia	Mejora: movimiento tren superior y región *core*	Mejora: motivación, ánimo, fortaleza mental	Mejora: capacidad cardiopulmonar, tonificación muscular	Consigue hacerlo, tonifica y potencia región *core*

Ejemplo de plantilla de registro con anotaciones por ítems objetiva y detallada — **TABLA 3**

Nombre:			Monitor:			
Hora			Día			
Ejercicios		**Factores físicos**	**Fuerza**	**Resistencia**	**Flexibilidad**	**Velocidad**
1	Remo sentado en tabla 3 x 30 minutos	1-10	10	10	1	1
		Rendimiento	Objetivo	Molestias	Dificultad	Evolución
		1-10	10	3	7	8

1.2. Protocolos de aplicación. Periodicidad de los controles

Es muy importante también establecer un protocolo para la aplicación de los test, ya que no podrá realizarse de manera aleatoria y variable. Lo más recomendado es realizarlos al finalizar la sesión práctica para conocer de primera mano los datos y estandarizar en ese momento la aplicación de este. Muy ligado a esto, es fundamental conocer la periodicidad de los controles. Se debe temporalizar la realización de estos controles de registro de datos a lo largo del curso; lo recomendable es pasar los test al menos una vez al mes, para facilitar el conocimiento de resultados y la información mensual sobre la evolución obtenida.

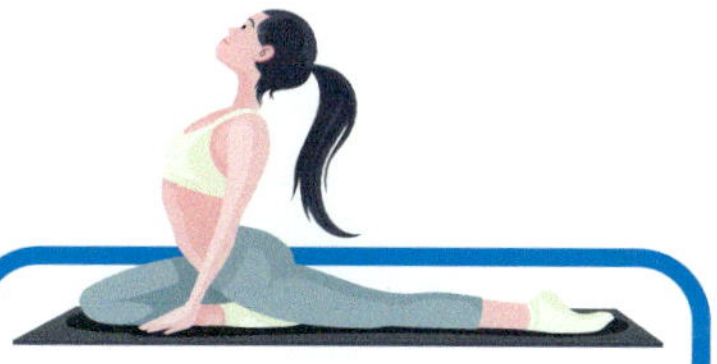

Lo más recomendable es realizar los test al finalizar la sesión práctica, al menos una vez al mes.

2. PARÁMETROS E INDICADORES EN LA EVALUACIÓN DE LA PROGRAMACIÓN DE LA SESIÓN

Rodríguez e Ibarra definen de manera muy clara y precisa los medios, las técnicas y los instrumentos de evaluación de la siguiente manera:

- **Medios para evaluar:** "pruebas o evidencias que sirven para recabar información sobre el objeto a evaluar". Son los medios que nos informan sobre los resultados de aprendizaje y que utiliza el evaluador para realizar las valoraciones correspondientes. Varían en función del tipo de competencia o aprendizaje que se pretende evaluar. Algunos ejemplos para los que se utilizan son:
  - Para valorar la aplicación y destrezas de investigación (proyecto de investigación).
  - Para valorar destrezas profesionales (estudio de casos).
  - Para valorar competencias comunicativas (presentación o entrevista).

- **Técnicas de evaluación:** "estrategias que utiliza el evaluador para recoger sistemáticamente información sobre el objeto evaluado. Pueden ser de tres tipos, la observación, la encuesta (entrevistas) y el análisis documental y de producciones".

- **Instrumentos de evaluación:** "herramientas reales y tangibles utilizadas por la persona que evalúa para sistematizar sus valoraciones sobre los diferentes aspectos" (Tablas 4 y 5). Algunos ejemplos son: las listas de control (Figura 2), las escalas de estimación, las rúbricas, las escalas de diferencial semántico, las matrices de decisión o incluso instrumentos mixtos donde se mezclen más de uno.

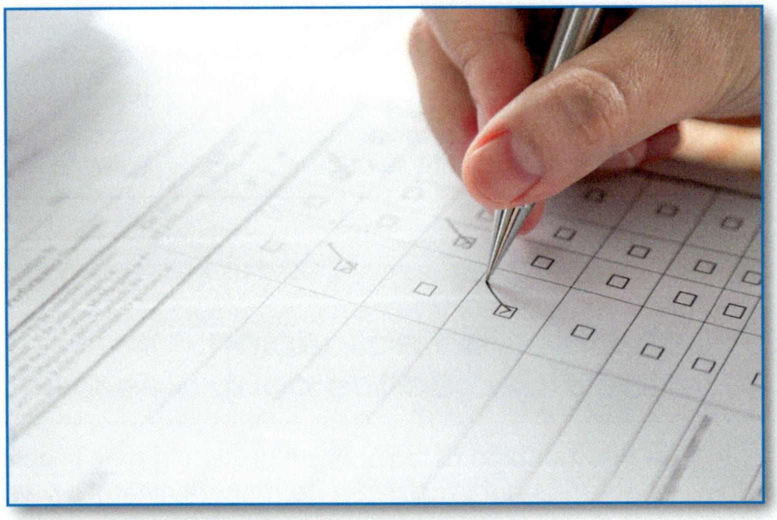

Figura 2. *Lista de control.*

A pesar de todo, encontramos algunas carencias en esta clasificación, ya que no tiene cabida la participación del alumnado en la evaluación (autoevaluación, evaluación entre iguales, etc.). Por eso la consideramos incompleta.

TABLA 4

Instrumentos que facilitan la evaluación

Procedimientos evaluativos	Técnicas/instrumentos para la recogida de información
Pruebas	Escritas, orales, de ejecución o aplicación
Observación directa	Diarios de clases, registros anecdóticos, listas de control, escalas de estimación, fichas de seguimiento, grabaciones/vídeos
Análisis de realizaciones o producciones	Análisis de tareas, de casos, portafolios
Técnicas de información directa	Cuestionarios, diarios, inventarios, entrevistas
Otros	Proyectos, rúbricas

TABLA 5

Instrumentos y habilidades que evalúan

Instrumento	Conocimientos	Procedimientos	Actitudes
Test y pruebas - Ítem de respuesta extensa - Ítem de respuesta breve	 X X	 X	
Mapa conceptual	X		
Prueba operatoria	X	X	
Proyectos	X	X	X
Análisis y solución de casos	X	X	
Observación - Registro anecdótico o de ocurrencia - *Check-list*		 X X	 X X
Pruebas de realización de tareas	X	X	X
Entrevistas		X	X
Porfolio	X	X	X
Cuestionario de opinión		X	X
Inventario			X
Escala de Likert		X	X
Diario de clases			X
Escala de clasificación (valoración)		X	X

En lo que se refiere al procedimiento de uso del programa de hidrocinesia, hay que considerar desde el comienzo del programa diferentes fases recomendables para alcanzar los objetivos propuestos:

- **Fase 1. Diagnóstico inicial de la situación de partida del paciente.** Facilitar, a partir de la valoración funcional inicial, que el paciente analice e identifique su situación de partida en cuanto a objetivos, necesidades, aprendizaje, compromiso, intereses, motivaciones, competencias, etc.
- **Fase 2. Entrevista y asesoramiento-orientación del programa.** Entrevista entre terapeutas y pacientes (acompañados de padres, en menores de edad) para ver los diferentes elementos del programa (Figura 3). El programa debe ser individualizado, pero a la vez garantizar que cumple con los requisitos/aprendizajes del objetivo propuesto y que sea realista (alcanzable, claro, etc.). La modificación y adaptación está presente durante todo el proceso.

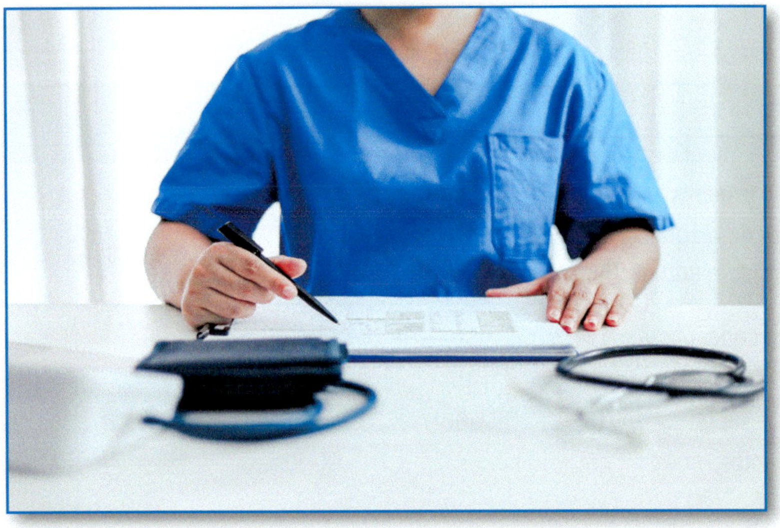

Figura 3. *Entrevista.*

- **Fase 3. Elaboración del protocolo con ítems a alcanzar.** Se pueden utilizar diferentes protocolos, en los que se puede explicitar en mayor o menor medida la siguiente información:
  - Objetivos específicos que se quiere alcanzar (qué es lo que se quiere/ necesita aprender).
  - Actividades/ejercicios que se van a ejecutar para alcanzar los objetivos (evidencias o productos que mostrarán lo que el alumno ha aprendido).
  - Recursos y estrategias (qué tengo a mi disposición, qué ayudas necesitará el alumno, cómo accederá a dichos recursos).
  - Criterios para valorar las evidencias/productos (ver si reúnen los trabajos el nivel de calidad negociado).
  - Calendario de las actividades/tareas para ser autónomo/a y momentos de revisión con el Técnico.
  - Nivel de aspiración/motivación del alumno (qué persigue con la realización del programa).

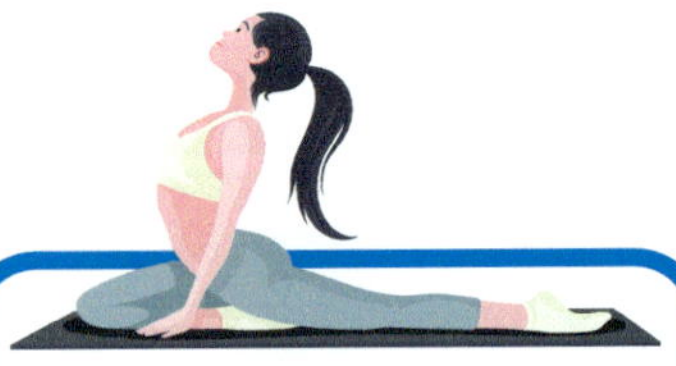

Las evidencias nos permiten saber si son idóneas las actividades realizadas de acuerdo con los objetivos, medios y espacios propuestos.

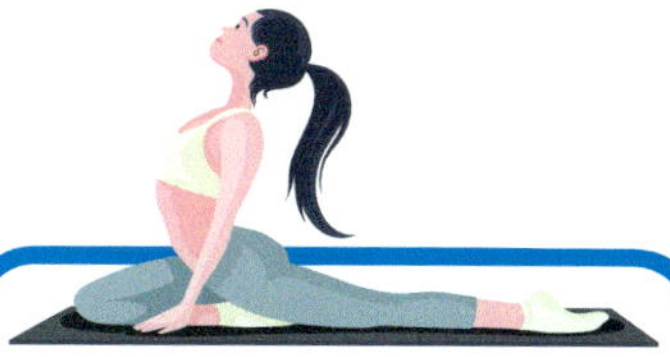

Hay evidencias de actuación, evidencias de producto, aprendizaje previo y evidencias del aprendizaje actual.

- **Fase 4. Ejecución y evaluación del programa.** El alumno lleva a la práctica el proyecto de aprendizaje acordado. Se le van realizando controles y aportaciones de *feedback* constantes. Pueden evaluarse los logros parciales y a la evaluación puede contribuir el propio alumno (autoevaluación).

2.1. Idoneidad de las actividades

Clasificamos las evidencias que permiten conocer si son idóneas las actividades realizadas en base a los objetivos, medios y espacios propuestos, según su naturaleza, en:

1. **Evidencias de actuación:** a través de la observación, en situación real, simulación o test de habilidades, o incluso a través de exámenes.
2. **Evidencias de producto:** a través de un vídeo, proyecto del individuo.
3. **Aprendizaje previo:** habilidades básicas previas.
4. **Evidencias del aprendizaje actual** fuera del lugar de realización del programa: viaje, trabajo fuera de allí, entrenamiento fuera de allí.

Para diseñar y elaborar los procedimientos e instrumentos evaluativos de las sesiones es necesario determinar un plan de evaluación, que se compone de las siguientes fases: planificación, construcción, administración, análisis y certificación (Figura 4).

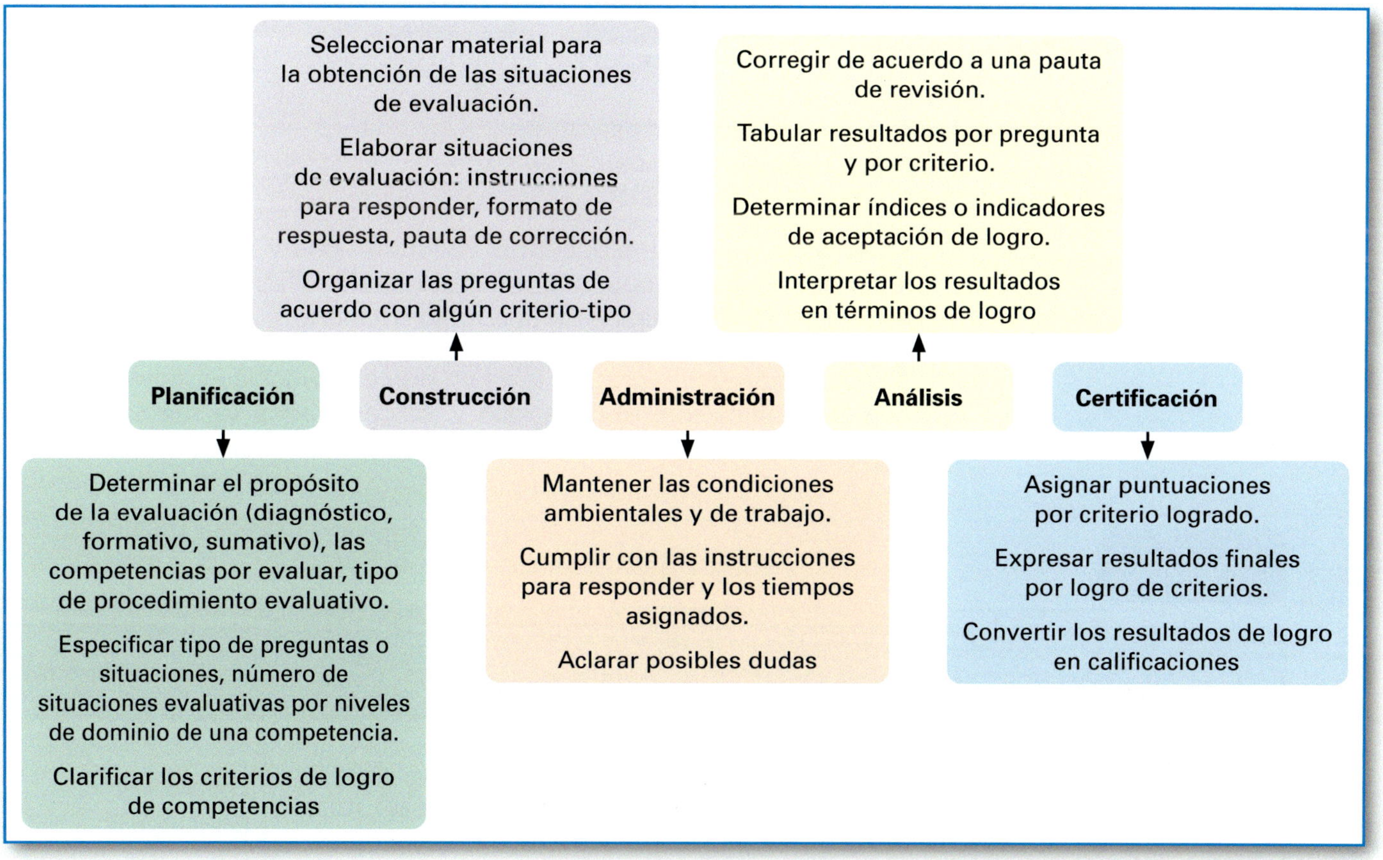

Figura 4. *Plan de evaluación.*

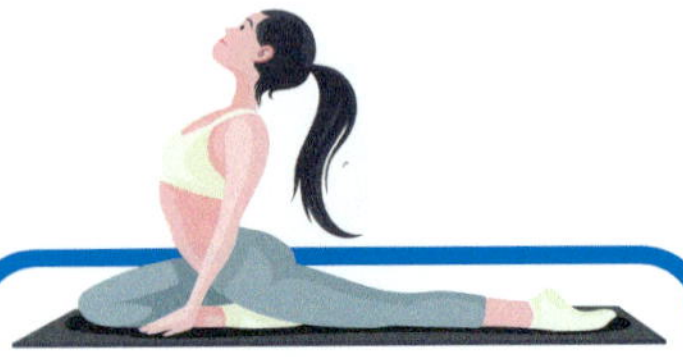

En el proceso de aprendizaje del alumno tenemos: evaluación contexto, evaluación diagnóstica (inicial), evaluación formativa (proceso) y evaluación sumativa (final).

En este contexto particular ha de moverse la evaluación de programas (Figura 5) y la consideramos como aquel proceso continuo, sistemático y multidimensional de recogida de información relevante, válida y fiable que permite tomar decisiones sobre su valor o mérito para mejorar su funcionamiento. Para ello, debemos conocer los momentos de la evaluación en el proceso de aprendizaje del alumno:

1. **Evaluación contexto:** nos permite conocer el medio en el que se desenvuelve el alumno.
2. **Evaluación diagnóstica (inicial):** demuestra los saberes previos del alumno.
3. **Evaluación formativa (proceso):** da indicios de sus progresos o deficiencias.
4. **Evaluación sumativa (final):** acreditación del grado o nivel que el alumno alcanzó en los objetivos planteados.

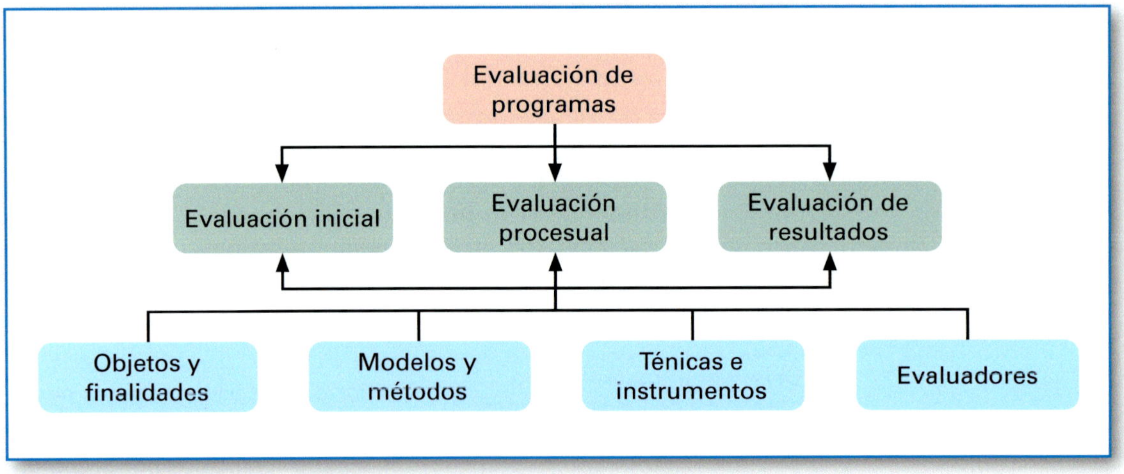

Figura 5. *Evaluación de programas.*

Es importante que los docentes apliquen tipos y técnicas adecuadas a las actividades propuestas en cada sesión (Tabla 6), que permitan evidenciar los resultados de una mejor manera.

La evaluación de un programa es un proceso vinculado, cuya conexión con la planificación, el desarrollo y los resultados va más allá de las tareas, actividades, tipologías de evaluación, decisiones a tomar, etc.

TABLA 6 Técnicas y tipos de evaluación

Evaluación diagnóstica	Evaluación formativa	Evaluación sumativa
Fichas de registro Entrevistas	Lluvia de ideas, observación, experimentación, discusión, diálogos simultáneos, lecturas, elaboración resúmenes, palabra clave, mapa conceptual, debate, *collage,* crucigrama, etc.	Examen final Cuestionarios

3. PARÁMETROS E INDICADORES DE LA EJECUCIÓN

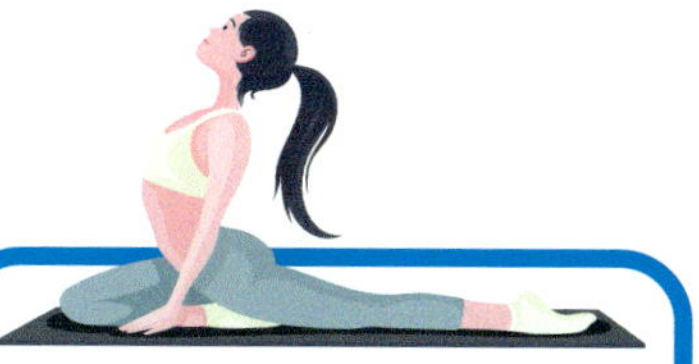

Los indicadores son una medida observable para demostrar que algo ha variado.

Es necesario implantar un sistema de control que permita evaluar analizando la información obtenida en la ejecución, comparando esta con las referencias previas o iniciales. Para ello, determinar unos **parámetros o indicadores** es fundamental. Estos pueden ser cualitativos o cuantitativos, relativos al Técnico Deportivo, al paciente, a las actividades propuestas, a los resultados conseguidos, a la demanda de programas, etc. Los pasos para el procesamiento de la información, referidos al tratamiento de los datos obtenidos, seguirán las cuatro técnicas utilizadas en investigación: encuestas, entrevistas, grupos de discusión y observaciones.

Los indicadores describen cualitativa y cuantitativamente el comportamiento de las variables a tener en cuenta de los objetivos marcados en el programa. Son "una medida observable para demostrar que algo ha variado". Y tienen una serie de características para formularse. Deben ser:

- Sustantivos (reflejan un aspecto esencial de un objetivo).
- Independientes (todo objetivo y resultado debe ir asociado al menos a un indicador sin repetirse).
- Objetivos (reflejan hechos).
- Verosímiles.
- Fáciles de obtener.
- Verificables objetivamente.

Van a permitir **hacer el seguimiento de los objetivos planteados.** Elaborados dichos parámetros, permitirán recoger y extraer datos sobre el proceso, facilitando la **evaluación y adaptación** (Tabla 7).

Ficha con objetivos, eficacia e indicadores ejecución — TABLA 7

Objetivo	Eficacia del programa			
Objetivo inicial	**Indicadores**	**Septiembre 2020**	**Diciembre 2020**	**Marzo 2021**
Mejorar propiocepción	Equilibrio pierna derecha 10 minutos sin apoyos	3 minutos	10 minutos	30 minutos
	Equilibrio pierna izquierda 10 minutos sin apoyos	7 minutos	15 minutos	+ 30 minutos

3.1. Eficacia de las estrategias de instrucción, motivación y refuerzo

Los indicadores también nos permitirán saber si las estrategias que se están empleando en referencia a la instrucción, motivación y refuerzo ofrecidos a los pacientes son las adecuadas o si este proceso de enseñanza-aprendizaje requiere alguna modificación: si el perfil del paciente requiere más o menos autonomía, si se encuentra motivado con los ejercicios propuestos y se va superando cada día, **si el Técnico es capaz de detectar y corregir errores y aporta el *feedback* necesario** para alcanzar los objetivos establecidos en el programa… aunque no es de obligado cumplimiento lograr estos dentro de la temporalidad prevista, ya que cada individuo requerirá unos tiempos y evolucionará de una manera frente a los ejercicios propuestos en cada sesión.

Sería interesante que la observación y los indicadores se establecieran **en un lugar habitual,** para trabajo en seco y en mojado, tuvieran una implicación física (directa o indirecta) de quien lo realiza, hubiera en ciertas ocasiones **más de un observador** (varios Técnicos o especialistas), para ofrecer una visión más global y con variedad de opiniones. Todo esto permitiría completar la información y los datos obtenidos, conociendo también las **ayudas y apoyos** utilizados por parte de los pacientes, y ver si las **adaptaciones** realizadas son las correctas o requieren cambios que favorezcan el aprendizaje para los pacientes.

Extraer **conclusiones** ayuda a que la toma de decisiones varíe; para ello, se deben analizar los datos obtenidos, recurriendo a la programación y, de esa manera, comprobar si los indicadores se han cumplido o no. En la Tabla 8 podemos ver un resumen del proceso de análisis de datos.

TABLA 8 Resumen proceso análisis de datos

1. Observar y grabar datos: tomar notas, grabar con móvil, *tablet*, cámara, hacer fotos, etc.
2. Escuchar y escribir información
3. Leer y organizar datos: clasificando, anotando comentarios
4. Analizar contenidos: resumen de las partes de la sesión, ejercicios de la sesión, dificultad, apoyos utilizados, adaptaciones propuestas a tareas
5. Describir resultados: ejecución, errores habituales, dificultades
6. Interpretar resultados: individualizar (estudios de cada caso)

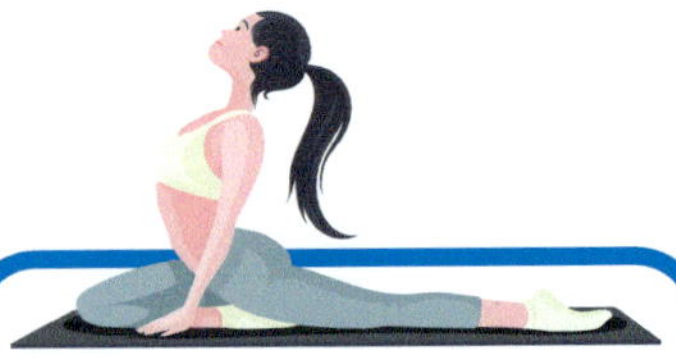

Siempre hay que velar por la seguridad de los participantes. Prevenir y evitar lesiones es una de las pautas fundamentales en cualquier sesión.

4. PARÁMETROS E INDICADORES DEL NIVEL DE SEGURIDAD

Siempre que se realiza una actividad física se debe velar por preservar y garantizar la seguridad de los participantes en la actividad, conociendo el tipo de programa pautado al paciente, sabiendo que una parte se realiza en seco y otra en mojado. No solo hay posibilidad de riesgo por el medio o la instalación donde se realiza el programa, sino también por los profesionales encargados de llevar a cabo el proceso de terapia, que podrán disipar el problema o aliviarlo, o agravarlo si no dominan o desconocen los contenidos trabajados. **Prevenir y evitar lesiones** (Figura 6) es otra de las pautas fundamentales cuando se plantea cualquier tipo de sesión.

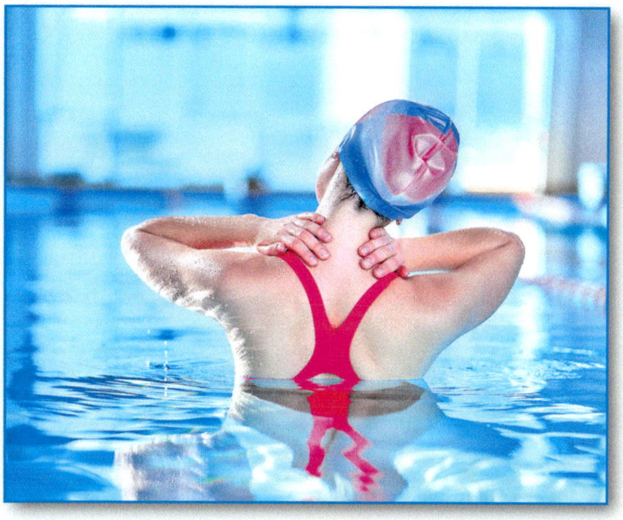

Figura 6. *Es fundamental la prevención de lesiones.*

En la Tabla 9 se describen algunos **objetivos** en el marco de la seguridad para estas actividades, con los **indicadores y métodos** empleados para llevarlas a cabo.

Por todo esto, conocer en profundidad el perfil de los pacientes con una buena valoración inicial, transmitirles la información importante para ofrecer una actividad segura, hacerles ver que conocemos la instalación y el entorno donde se realiza, así como las normas, generará un efecto tranquilizante, facilitará al paciente desarrollar todo el potencial dentro del programa, sin preocuparse ante posibles riesgos.

TABLA 9 Objetivos en el marco de la seguridad

Objetivos	Indicadores	Métodos
Informar al paciente de los riesgos de la actividad y la instalación	Infografía con posibles riesgos de la actividad y la instalación	Entrevista
Crear un ambiente seguro	Encuesta observacional del clima de seguridad	Encuesta
Personal con formación específica	Encuesta tras presentación y comienzo del programa	Encuesta
Asegurar la comprensión del proceso de eseñanza-aprendizaje y del programa	Consulta constante de dudas y aclaración de ejercicios	*Feedback* y encuesta de comunicación
Informar sobre ejercicios lesivos o ejecuciones incorrectas más habituales	Infografía o indicaciones iniciales sobre ejercicios más complejos y mostrarlos (demostraciones)	Entrevista
Evaluar riesgos, prevención y actuación frente a estos	Existencia de normas y protocolos de actuación definidos y claros ante cualquier situación	Entrevista al comienzo del programa
Conocer límites y valores de cada paciente	Estudiar desde donde se inicia el proceso, factores físicos, morfológicos, etc.	Valoración funcional
Informar del estado de la instalación (clima, temperatura, humedad, productos, etc.)	Anotación de registros de los valores en piscina o en sala para conocer el estado del medio	Toma de registro
Comunicar cualquier observación o efecto al responsable o Técnico	Marcar pautas claras de cómo responder, comunicando cualquier incidencia ocurrida, a nivel físico o de accidente	Hoja de observación
Informar del uso y posibles dificultades del material y recursos empleados	Mostrar funcionamiento de los accesorios empleados en el programa, así como dificultades o errores de su uso	Entrevista

5. VALORACIÓN DEL RESULTADO Y DEL PROCESO

La valoración del resultado obtenido mediante la comparación de la situación en este momento concreto, frente a situaciones anteriores, muestra los cambios positivos o negativos que se han generado, tanto en relación a los resultados del programa en el paciente, como al proceso, medios, adaptaciones realizadas y calidad del servicio, entre otros.

Este proceso en sí mismo es un proceso evaluativo, ya que implica una permanente conceptualización y reconceptualización de los datos empíricos en función de los aspectos y del marco teórico que rodea la actividad. El proceso finaliza con un **análisis crítico** de las razones que han operado en la producción de las modificaciones del paciente, siendo fundamental incorporar la interpretación de las prácticas sociales de los practicantes, familias, organizaciones e instituciones que llevan a cabo el programa realizado, durante el proceso y a posteriori.

Recalcar que el análisis crítico (Figura 7), que forma parte de la valoración de resultados, es una **construcción subjetiva de los datos** por parte de cada individuo que la realiza (profesionales, directivos, familias, paciente...). Es decir, con los mismos datos, pueden producirse interpretaciones diferentes, que constituyen **hipótesis** sobre posibles adaptaciones y causas de las transformaciones en el paciente.

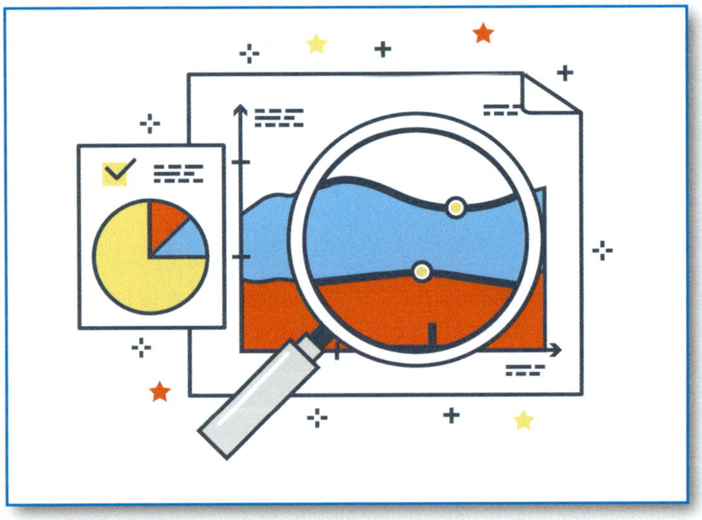

Figura 7. *Análisis de los resultados.*

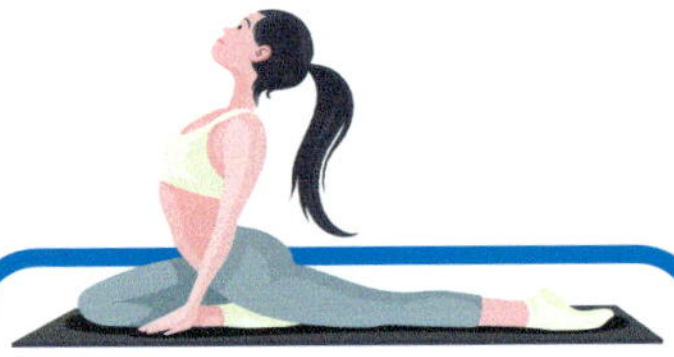

La valoración del resultado obtenido de la comparación de la situación presente y de las situaciones anteriores muestra los cambios positivos o negativos que se han generado.

Por todo esto, conviene hacer una reflexión final sobre el sentido del proceso de evaluación en el programa de actividades. Dicho proceso no es un fin en sí mismo, y no puede pensarse que sea el medio idóneo para superar todos los problemas que surgen en las sesiones y el desarrollo de las actividades. Ahora bien, **contribuye a aumentar la racionalidad** en la toma de decisiones, adaptaciones frente a problemas o necesidades, identificando problemas, seleccionando alternativas de solución, previendo consecuencias, controlando la calidad del proceso y optimizando el uso de los recursos y accesorios disponibles en la instalación.

Según los resultados obtenidos y las reflexiones extraídas, se hace necesario incorporar a su diseño y planteamiento de tareas **los avances y las novedades del sector y de la investigación científica** ligada al perfil del paciente.

Las evaluaciones permiten aprender de la experiencia, ya sea de éxito o de fracaso, y ayudar en la toma de decisiones. Por esto, se necesita **racionalidad técnica y control del servicio,** para realizar programas sociales adecuados y efectivos a las necesidades.

Las consideraciones de por qué se realiza una valoración de la evaluación pueden ser las siguientes:

- Racionalizar el proceso de toma de decisiones y cambios en este (justificado) (Figura 8).
- Maximizar la consecución de objetivos.
- Optimizar el empleo de ayudas, recursos y accesorios en el proceso.

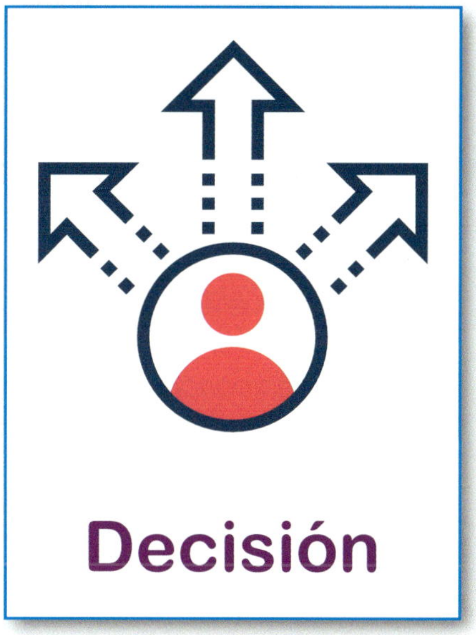

Figura 8. *Toma de decisiones.*

6. REGISTRO, TRATAMIENTO ESTADÍSTICO E INTERPRETACIÓN DE DATOS

Es necesario tener los datos accesibles para extraer mediante **soportes informáticos,** ya sean aplicaciones novedosas y actuales o bases de datos adaptadas (en programas como Excel), y poder analizarlos.

La comparativa debe hacerse **diariamente,** según actividades propuestas, franjas horarias a las que se imparte, porcentajes de uso de la instalación, de los programas, comparativas con semanas previas, meses, años. Deben permitirnos analizar datos como:

- Edad media de quienes realizan esos programas, según el perfil, o de quienes van a la instalación en cada tramo horario.
- El esfuerzo realizado a través de cuestionarios de percepción subjetiva del esfuerzo en esa actividad, pasados al finalizar o a través de una aplicación.
- La afinidad con monitores a través del cuestionario final para conocer si les ha gustado o no la sesión con esa persona.
- Sugerencias de horarios o actividades según días, planteamientos de clases, si funciona mejor en la misma franja horaria, cuando hay otras propuestas de programas acuáticos, o al revés…

Tener una buena **base de datos** que permita filtrar la información que necesitamos, cruzando estos datos, analizándolos y produciendo gráficas con la información relevante, facilitará a la instalación y a los profesionales que manejan esta información conocer las necesidades de sus pacientes (Figura 9).

A partir de toda esa información obtenida, se concluye, por parte de la dirección deportiva de la instalación, la **ubicación del programa según el perfil** a realizar.

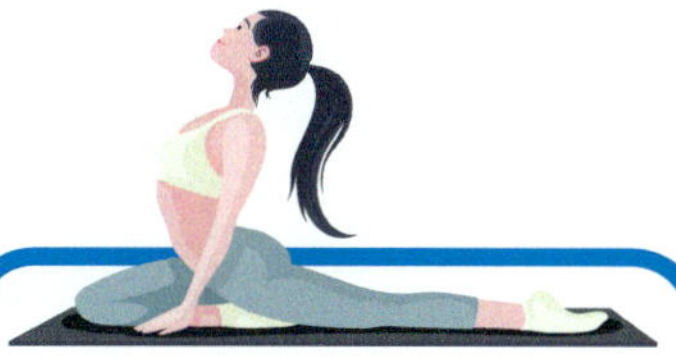

La valoración es necesaria para racionalizar el proceso de toma de decisiones y cambios, maximizar la consecución de objetivos y optimizar el empleo de ayudas.

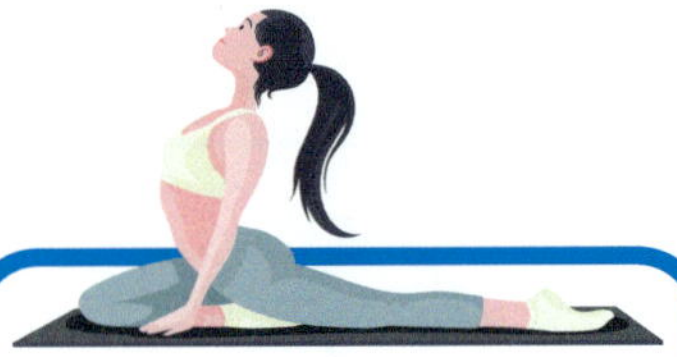

Tener una buena base de datos permitirá a la instalación y a los profesionales que manejan la información conocer las necesidades de sus usuarios.

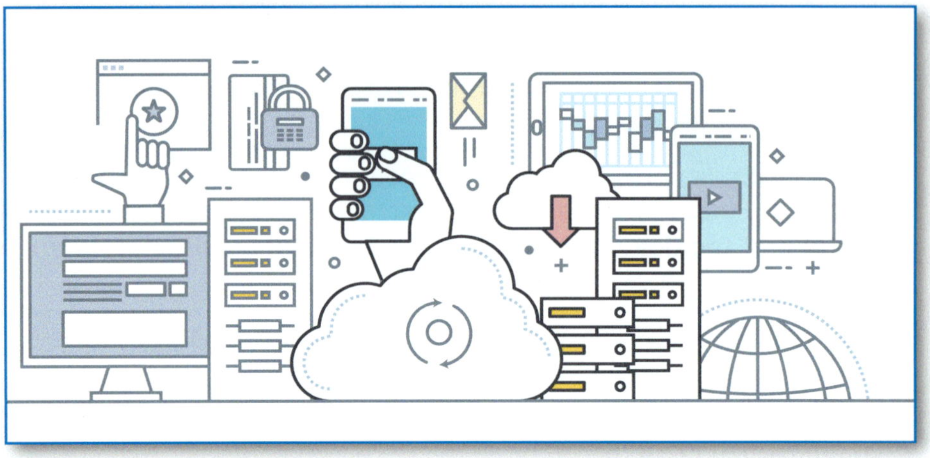

Figura 9. *Base de datos.*

Todo ello, estandarizado, protocolizado y medido a través de bases de datos, donde las **comparativas** entre la demanda de cada programa, el horario preferente de realización de las actividades, los días de la semana, los Técnicos que la realizan, las medidas de seguridad que se toman, etc., se cruzan y permiten obtener **gráficas actualizadas** con las necesidades actuales de la instalación y de los programas ofrecidos (Tablas 10 y 11).

TABLA 10 Distribución de porcentajes de tarea en actividades de hidrocinesia según perfiles

	Control postural	Tonificación	Movilidad	Readaptación
Trabajo por sesión	25-30 %	30-35 %	10-15 %	20-25 %
% medio	27,5 %	32,5 %	12,5 %	22,5 %

TABLA 11 Distribución de actividades de hidrocinesia en clases y alumnos

Hidrocinesia	Lunes	Martes	Miércoles	Jueves
Clases mañana	3	4	2	2
Clases tarde	4	5	3	4
Media de alumnos / clase mañanas	6	6	6	6
Media de alumnos / clase tardes	6	6	6	6
Edad media de los alumnos mañanas	58	65	62	70
Edad media de los alumnos tardes	45	35	40	33

Tras conocer todos estos datos, obtener resultados y conclusiones, nos podremos centrar más en **valorar la idoneidad de las actividades** en relación con los cuestionarios subjetivos de la percepción, que se pueden realizar al finalizar la sesión.

Para valorar la idoneidad de las actividades se puede pasar a los alumnos cuestionarios subjetivos al finalizar la sesión.

7. MEMORIAS DE EVALUACIÓN

La memoria de evaluación es un documento que se realiza al finalizar la evaluación del programa. En este se reflejan todos los **datos obtenidos antes, durante y después** de la realización del programa. Se obtiene una valoración y unas conclusiones que permiten, de manera clara y sencilla, realizar modificaciones en la programación con el fin de conseguir los objetivos fijados.

Se realiza con el **afán de mejora constante,** buscando conocer y analizar los contenidos a trabajar en el programa. Siempre que sea necesario, se realizarán las modificaciones oportunas a través de **adaptaciones o enfoques distintos** a los propuestos de primera mano.

En la memoria se describe cómo se ha realizado la evaluación del alumnado y se hace la valoración sobre la intervención docente, para incidir en ella si es necesario. También reflejará **el contexto social, el entorno y la autonomía de los usuarios** que intervienen en el proceso (Figura 10).

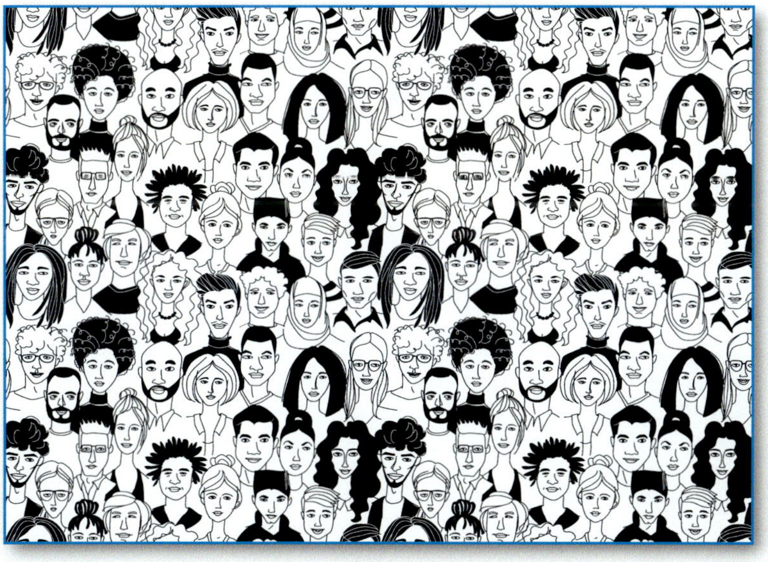

Figura 10. *En la memoria se refleja el contexto social del alumno.*

En la memoria se reflejará el contexto social, el entorno y la autonomía de los usuarios que intervienen en el proceso.

Podemos tomar como **modelo para la realización de la memoria de evaluación** el siguiente patrón:

- Desarrollo de la programación:
  - Resultados de la evaluación inicial.
  - Criterios e instrumentos utilizados para la evaluación.
  - Sesiones propuestas.
  - Datos obtenidos y comparación de estos.

INFORMACIÓN IMPORTANTE

La programación se suele componer de varias partes:

1. Introducción: breve descripción del proceso evaluativo, características generales del programa y actividades, horarios, etc.
2. Características de los usuarios.
3. Plan de actuación que se ha llevado a cabo:
   a) Temporalización de sesiones.
   b) Objetivos.
   c) Contenidos.
   d) Metodología aplicada.
4. Evaluación y valoración general del programa.
5. Propuestas de mejora: enumerar qué aspectos pueden mejorarse o revisarse para optimizar el programa.

- Análisis y presentación de los resultados.
- Funcionamiento interno.
- Sugerencias.
- Formación y reciclaje.

La confección de las memorias (Figura 11) corre a cargo de los Técnicos **encargados de la realización e impartición de las sesiones** del programa realizado; habitualmente son personales e individuales, y se realizan al finalizar el curso, temporada o año.

Con la firme idea de tener una propuesta flexible, abierta y ajustable a los usuarios, que genere motivación y los enganche, se generan estos documentos, desde donde se extrae el *feedback* y las conclusiones para que en la siguiente propuesta se mejore la oferta y las sesiones del programa ofrecido.

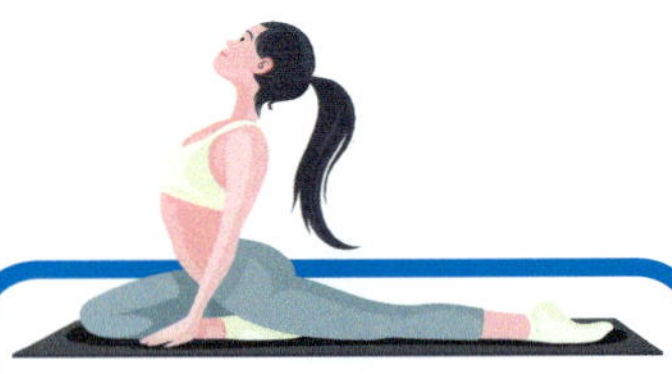

Los Técnicos encargados de la impartición de las sesiones del programa son los responsables de elaborar las memorias, al finalizar el curso, la temporada o el año.

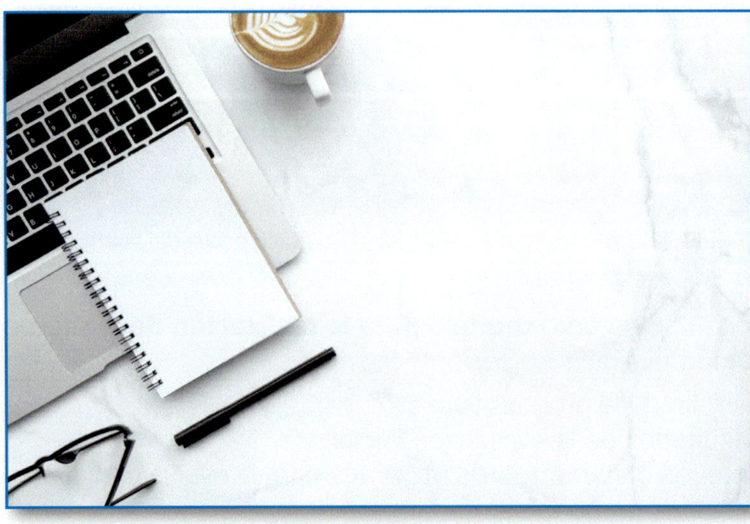

Figura 11. *Confección de la memoria.*

RESUMEN

- ✓ Las **técnicas** más usadas para la recogida de datos son: observación directa, simulación de situaciones, análisis de productos o documentos y entrevistas.
- ✓ Se recomienda que los **test** se realicen al finalizar la sesión práctica, al menos una vez al mes.
- ✓ Las **fases para alcanzar los objetivos de un programa** son: diagnóstico inicial; entrevista, asesoramiento-guía del programa; elaboración del protocolo y ejecución, y evaluación del programa.
- ✓ Las **evidencias** pueden ser de actuación, de producto, aprendizaje previo y de aprendizaje actual.
- ✓ El **plan de evaluación** contiene: planificación, construcción, administración, análisis y certificación.
- ✓ Los **momentos de la evaluación** son: diagnóstica (inicial), formativa (proceso) y sumativa (final).
- ✓ Se debe velar por preservar y garantizar la **seguridad** de los participantes.
- ✓ Una buena **base de datos** que filtre la información, analizándola y produciendo gráficas con los datos relevantes, permitirá conocer las necesidades de los pacientes.
- ✓ La **memoria de evaluación** se realiza al finalizar la evaluación del programa.
- ✓ La **programación** se suele componer de: introducción, características de los usuarios, plan de actuación, evaluación y valoración general, y propuestas de mejora.
- ✓ Las **memorias** son elaboradas de manera individual por los **Técnicos** encargados de la impartición de las sesiones del programa, al finalizar el curso, la temporada o el año.

GLOSARIO

Escala de Likert: herramienta de medición que, a diferencia de las preguntas dicotómicas con respuesta sí/no, nos permite medir actitudes y conocer el grado de conformidad del encuestado con cualquier afirmación que le propongamos. Resulta especialmente útil emplearla en situaciones en las que queremos que la persona matice su opinión.

Ítem: cada una de las partes individuales que conforman un conjunto. En un documento escrito, el ítem se refiere a cada uno de los artículos o capítulos en que este se subdivide.

Porfolio: carpeta que reúne el conjunto de los trabajos realizados por un profesional o empresa a lo largo de un periodo de tiempo. También puede ser un conjunto de materiales gráficos que forman un tomo o volumen.

Role playing: técnica de dinámica de grupo, conocida como simulación o juego de roles. Consiste en que dos o más personas representen una situación o caso concreto de la vida real, actuando según el papel asignado y de la forma que parezca más real.

Rúbrica: guía precisa que valora los aprendizajes y productos realizados. Son tablas que desglosan los niveles de desempeño de los estudiantes en un aspecto determinado, con criterios específicos sobre rendimiento. Indican el logro de los objetivos curriculares y las expectativas de los docentes.

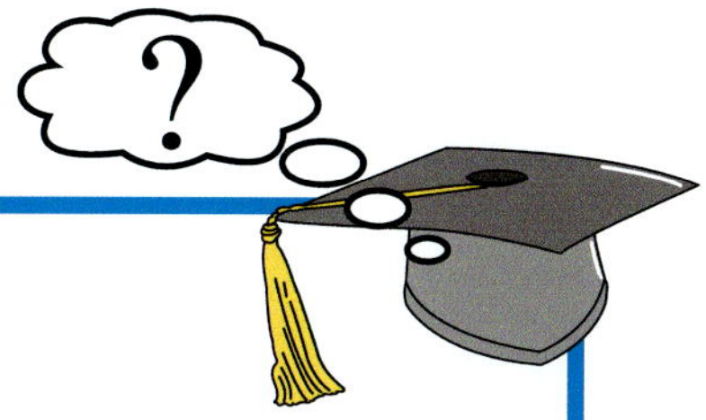

EJERCICIOS

E1. Cita los nueve componentes del instrumento de evaluación.

E2. Elabora tu propia plantilla de registro para una sesión tipo de hidrocinesia en mojado, en la que anotes los diversos factores, atendiendo al registro de datos de 1-10 a partir de la Tabla 2 del capítulo.

E3. Elabora, a partir de la Tabla 4, una técnica para la recogida de información de cada uno de los procedimientos evaluativos; es decir, de las pruebas, de observación directa, y así con todos. En total, elabora cinco técnicas que se compongan como mínimo de cinco cuestiones, y que estén adaptadas a las necesidades de esta actividad.

E4. Investiga y elabora un mapa conceptual con las partes de una memoria de evaluación, partiendo de la definición de esta. Comenta brevemente tu opinión sobre la memoria, diciendo para qué crees que es útil y para qué no.

E5. En parejas, realizad un *role playing* sobre el proceso de enseñanza-aprendizaje que nos encontramos en el programa de actividades de hidrocinesia, realizando las funciones de monitor, fisioterapeuta y paciente (definiendo el problema). Tras realizar todos los papeles ambos miembros, elaborad un *post* de una página para cada escenario de los planteados, aportando la opinión de ambos y lo que os ha supuesto realizarlo.

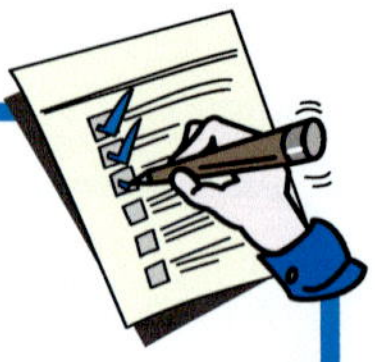

EVALÚATE TÚ MISMO

1. ¿Cuál de estos beneficios supone aplicar instrumentos de evaluación existentes y disponibles?:

❑ a) Rapidez y sencillez.
❑ b) Solidez.
❑ c) Ahorro de recursos.
❑ d) Todas las respuestas anteriores son correctas.

2. Las técnicas de recogida de datos más usadas son:

❑ a) Observación indirecta.
❑ b) Emulación de vivencias.
❑ c) Entrevistas.
❑ d) Análisis de contenidos.

3. Algunos de los componentes del instrumento de evaluación son:

❑ a) Resultado, cuerpo del instrumento, introducción.
❑ b) *Feedback*, preguntas, entrevistas.
❑ c) Observación, prólogo, conclusión.
❑ d) Instrucciones, tablas de contenidos, clasificación del instrumento.

4. ¿A qué criterio de clasificación pertenece el *role playing*?:

❑ a) Actividad del evaluador.
❑ b) Actividad de la actividad.
❑ c) Agente evaluador.
❑ d) Ninguna de las respuestas anteriores es correcta.

5. ¿Cuáles de los siguientes factores se deberían añadir en las plantillas de registro?:

❑ a) Morfológicos, físicos, funcionales.
❑ b) Físicos, fisiológicos, rendimiento.
❑ c) Funcionales, estructurales, anatómicos.
❑ d) Todas las respuestas anteriores son correctas.

6. ¿Cuándo es más recomendable realizar la toma de datos a través de la aplicación de los test?:

❑ a) Antes de la sesión y una vez a la semana.
❑ b) Después de la sesión y al menos una vez al mes.
❑ c) Antes de la sesión y al menos una vez al trimestre.
❑ d) Después de la sesión y una vez a la semana.

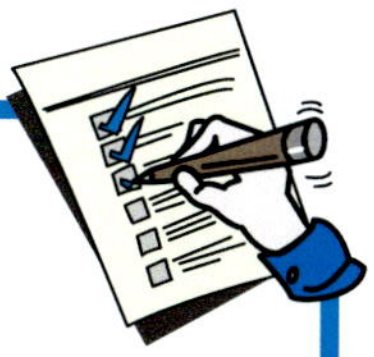

7. Pruebas o evidencias que sirven para recabar información sobre el objeto a evaluar:

❏ a) Medios para evaluar.
❏ b) Instrumentos de evaluación.
❏ c) Técnicas de evaluación.
❏ d) Métodos para evaluar.

8. Estrategias que utiliza el evaluador para recoger sistemáticamente información sobre el objeto evaluado:

❏ a) Medios para evaluar.
❏ b) Instrumentos de evaluación.
❏ c) Técnicas de evaluación.
❏ d) Métodos para evaluar.

9. Herramientas reales y tangibles utilizadas por la persona que evalúa para sistematizar sus valoraciones sobre los diferentes aspectos:

❏ a) Medios para evaluar.
❏ b) Instrumentos de evaluación.
❏ c) Técnicas de evaluación.
❏ d) Métodos para evaluar.

10. ¿A qué fase del programa para alcanzar los objetivos pertenece que el alumno lleve a la práctica el proyecto de aprendizaje acordado?:

❏ a) Fase 1.
❏ b) Fase 3.
❏ c) Fase 2.
❏ d) Fase 4.

11. ¿Qué nos permite conocer el aprendizaje previo?:

❏ a) La actuación del usuario.
❏ b) La revisión de la ejecución de los ejercicios.
❏ c) Las habilidades básicas previas del usuario.
❏ d) La evolución alcanzada con respecto al aprendizaje previo.

12. Para diseñar y elaborar instrumentos de evaluación se determina el plan de evaluación, que se compone de las fases:

❏ a) Planificación-administración.
❏ b) Análisis-clasificación.
❏ c) Construcción-edificación.
❏ d) Todas las respuestas anteriores son correctas.

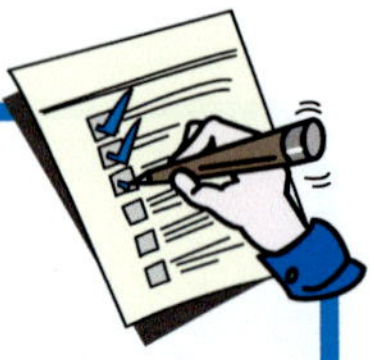

13. ¿Qué tipo de evaluación permite conocer los progresos o deficiencias del aprendizaje?:

- ❏ a) Evaluación previa.
- ❏ b) Evaluación inicial.
- ❏ c) Evaluación sumativa.
- ❏ d) Evaluación formativa.

14. Una medida observable para demostrar que algo ha variado es:

- ❏ a) Parámetros.
- ❏ b) Objetivos.
- ❏ c) Ítems.
- ❏ d) Indicadores.

15. Algunas de las consideraciones de por qué se realiza una valoración de la evaluación son:

- ❏ a) Maximizar la consecución de objetivos.
- ❏ b) Optimizar amistades, objetivos y progresión.
- ❏ c) Repartir e individualizar las tareas.
- ❏ d) Racionar la propuesta realizada.

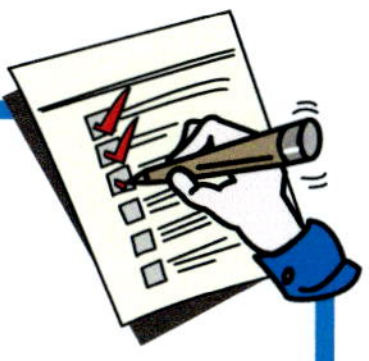

SOLUCIONES
EVALÚATE TÚ MISMO

http://www.aranformacion.es/_soluciones/index.asp?ID=55

G82-11-23